生命，因閱讀而大好

今天也因為難相處的人而心累

職場霸凌、情感糾葛、親子問題……

認識10種人格障礙，

成熟防衛＆減輕人際壓力

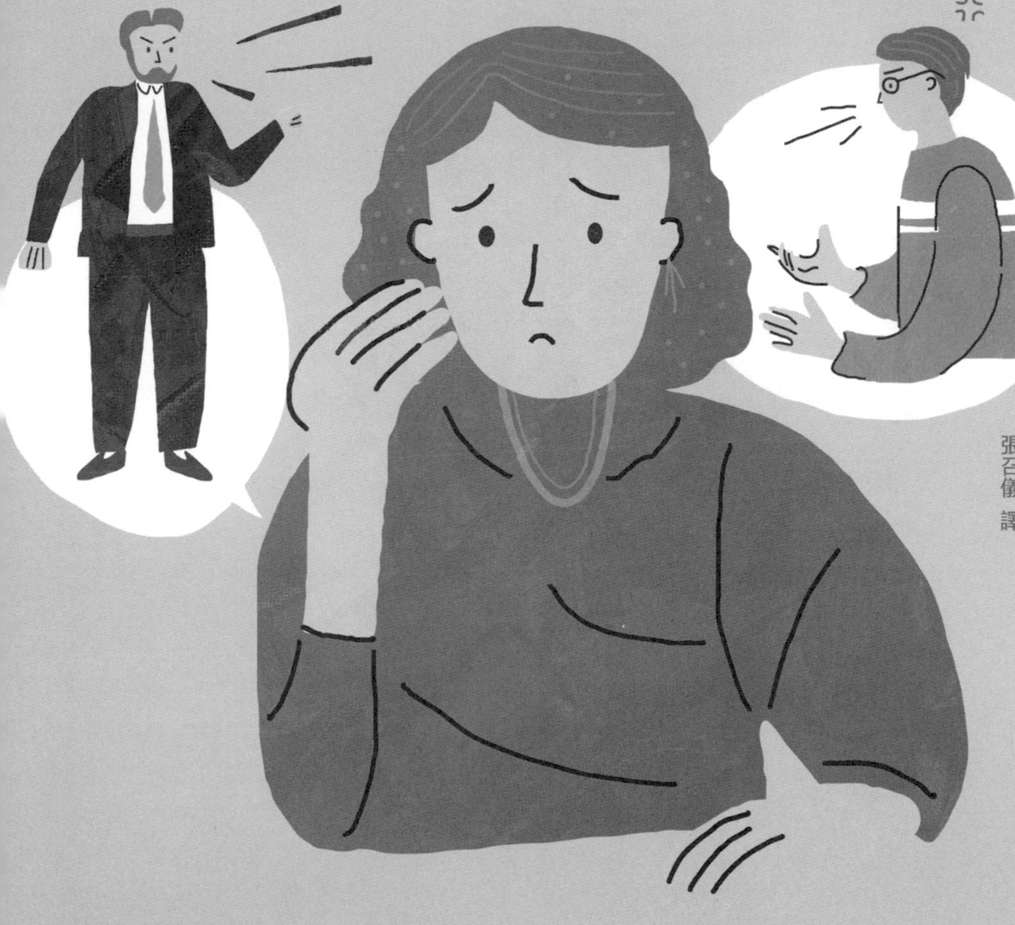

鄭熙靜（정희정）著

張召儀 譯

오늘도 이상한 사람 때문에 힘들었습니다

前言

明明錯的不是你，卻老是在忍耐嗎？

如果這本書吸引了你的注意，代表你正因人際關係而感到困擾，而且那個讓你覺得疲憊的人，是至今為止從來沒有碰過的類型，讓人心累的程度已超越可忍受的範圍。閱讀人際關係方面的書籍，或是聆聽相關的講座，經常會建議我們要懂得接納每個人與生俱來的差異。換句話說，對方讓我感到不舒服的理由，並不是他「做錯了」，只是因為和我「不一樣」。意即我們應該認可彼此的不同，而不是用批評或指責的態度，去面對這種源自「差異性」的磨擦。但問題是，如果這種不舒服的感覺超越限度了呢？即使理解彼此因為立場、經驗、文化、職級等不同而產生齟齬，可是又覺得程度已經越線了，這種時候該怎麼辦？對方是否在沒有明確證據的情況下，不斷懷疑你居心不良？或者堅持自己的

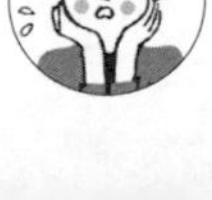

方式才是對的，總是強迫身邊的人要聽從？還是只為了自己的利益著想，完全不考慮他人的感受？又或者傲慢自大、自以為是，凡事只想到自己？情緒起伏過大，總是顯得敏感又煩躁，像是有憤怒調節障礙一般？永遠希望自己是場上的主角，為了吸引關注不惜滿口謊言？假如有人符合上述類型，那麼就很有可能是患有人格障礙者。對方不是「和我不同」，而是某些部分「存有偏差」。

所謂的「人格障礙」，指的是行為和思考方式僵化，而在人際關係的形成、社會適應、職場生活等方面產生問題（諮商學辭典，出處：NAVER 知識百科）。其特徵是一旦在成人初期定型後，就很可能會一輩子維持不變。以美國《精神疾病診斷與統計手冊第五版》（Diagnostic and Statistical Manual Disorders，簡稱 DSM-5）[1] 為基準，人格障礙共分為十種類型：偏執型人格障

1 DSM-5：由美國精神醫學會（APA:American Psychiatric Association）推出的指導手冊，收錄了各種精神疾病的定義及症狀判斷之基準。在一九五二年初版發行後，持續配合社會變化進行修訂，目前出版至第五版。

礙、強迫型人格障礙、孤僻型人格障礙、畏避型人格障礙、做作型人格障礙、自戀型人格障礙、反社會型人格障礙、依賴型人格障礙、邊緣型人格障礙，以及思覺失調型人格障礙。

為什麼我們有必要事先了解「人格障礙」呢？首先，這樣的例子在我們的周圍並不罕見。根據二〇〇一年～二〇〇二年的全國流行病學調查，美國百分之十五的成年人當中，至少就有一名被診斷出具有人格障礙。一般患有類似思覺失調症等精神病[2]的人，因為在現實生活中缺乏判斷力與識別能力，難以擁有正常的社會生活，所以主要的活動場域在醫院或是自家。然而，具有人格障礙的人，因為在現實辨證能力上沒有任何問題，可以正常過一般人的生活，因此，我們經常會在職場或學校裡碰到人格障礙者。而根據情況的不同，他們可能比一般人適應得更好，不僅於組織中取得優秀成果、在上司看來表現亮眼，甚至還可能位居更高的職位。

其次，一般人很難勝過患有人格障礙的人。雖然根據人格障礙種類的不同，

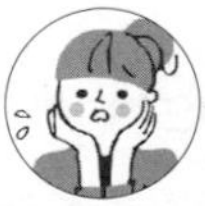

其症狀也各有差異，但他們通常會在意外的點上發火、記恨很久，並且執著於報復對方。他們幾乎完全感受不到羞恥心與罪惡感，對自己的想法和方式過分堅持，無法單靠理性的說服與他們和諧共處。亦即，若以一般常識去預測或應對人格障礙者，最終只會受到巨大的創傷和損失。因此，我們必須提前認識各種人格障礙者的特徵，並且掌握該如何根據類型的不同進行應對。

第三，人格障礙者一般不曉得自己有人格障礙，絲毫不認為問題出在自己身上。無法輕信他人、固執地以自己的方式行動、無法與人和平相處、對他人做出無禮的舉動等等，他們覺得這些行為都是有原因的，所以絕對不會主動前往

2 精神病：過去精神疾患大致分為精神病（Psychosis）與精神官能症（Neurosis）。精神病對現實的判斷力與辨別力有明顯的損傷，社會適應不良的狀況嚴重，且因為缺乏自我洞察的能力，所以不認為自己有問題，最具代表性的精神病即為思覺失調症。而所謂的精神官能症，則是對現實的判斷力與辨別力處於正常水準，社會適應不良的情況也較輕微，因為具有自我洞察的能力，所以能充分地意識到自身的問題並加以改善，像是憂鬱症、焦慮症等皆屬於此類。

醫院或諮商中心，以致於很難改善問題。相反的，周遭之人因為人格障礙者而受傷，經常會有創傷症候群、鬱火病（又稱文化結合症候群）、憂鬱症等狀況，進而前往醫院尋求協助。

第四，自己也可能屬於人格障礙者。你確信自己一定不是嗎？那麼在人際關係中不斷反覆發生的問題，又該如何解釋呢？如果至今為止，都覺得是因為周邊的人很奇怪、自己運氣不佳，或是因為自己做得太出色，以致於周邊的人心生妒忌、這個世界不值得信任的話，那麼就需要適時地靜下來，利用這本書裡提到的基準，像照鏡子一般仔細地檢視一下自己。當你願意面對，就必能獲得改善。

本書由三個章節構成：在第一章裡，會解釋什麼是性格、何謂人格障礙，探究人格障礙生成的原因，以及人格障礙的具體事由與診斷方式。藉此分辨讓自己感到心累的那個人，究竟擁有哪一種人格障礙的特質，以及自己又屬於何種

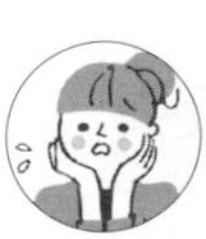

狀態。在第二章裡，則是將十種人格障礙的類型輔以豐富的事例進行說明。內文中所舉的例子，不是在精神科才會聽到的故事，而是實際發生在日常生活中的生動事例。本章同時也提出了與人格障礙者「共存的方法」，分析應該要如何行動與調節，才能在與人格障礙者互動時少受一點傷，並且獲得自己想要的結果。該如何面對那些迴避不了、又讓自己倍感心累的人？這些問題，都可以在第二章裡獲得解答。此外，人格障礙者在年幼時期為了減少痛苦、自我培養出的這些特質，如果被賦予發揮的空間，其實也可以轉化為優秀的才能。倘若上司、同事、後輩或朋友具有類似的特質，這些內容將會成為你協助他們活用才能的祕訣。最後，假如你本身就具有人格障礙，在這個章節也會告訴你足以改善現況的「克服方法」。在第三章裡，則講述到為了不要罹患與人格障礙類似的精神疾病，應該具備何種心理素質——也就是提高自身免疫力的方法。當然，如果已經罹患了精神疾病，提升免疫力也有助於克服症狀。本章收錄了適用於日常生活、靈活度高的各種方法，對維持精神健康能夠產生幫助，也能進一步地提高生活品質。

筆者也是透過關於人格障礙的研究，進而得以重新省視自己的人際關係，並且理解一路以來遇到的那些個性獨特的人們。從單純地認為「對方奇怪又壞心」，到釐清那些行為其實是「某種病症的體現」，進一步尋找能夠機智應對的方法——不再只是和意氣相投的朋友聚在一起辱罵對方，或者在入睡前用默念的方式，向對方進行小心眼的復仇。

與人格障礙相關的知識，在變態心理學、精神醫學領域的書籍中也經常出現。然而，那些用語對非心理學專業者來說過於艱澀，列舉的事例也多以患者為中心，就一般讀者的立場來看缺少了共鳴。

本書力求讓一般大眾也能夠一次讀懂、輕鬆理解，盡可能地排除專業用語，配合一般人的視角。因此，書中描述的情境，很容易就會與身邊的上司、同事、後輩、客戶或是家人等不謀而合。

在日常生活裡，每個人都至少會有一次類似的經驗——因為人際關係的問題徹夜難眠。當你因為「人」而受傷，因為「人」而想辭職時，這本書，將會為你指引出一條可行的路。

＊ 本書所記載之事例，是根據作者的實際經驗、諮商及輔導過程重新編寫構成，與特定人物無關，在此特別聲明。
＊ 內文中出現的用語及診斷內容，皆以《精神疾病診斷與統計手冊第五版》為依據。

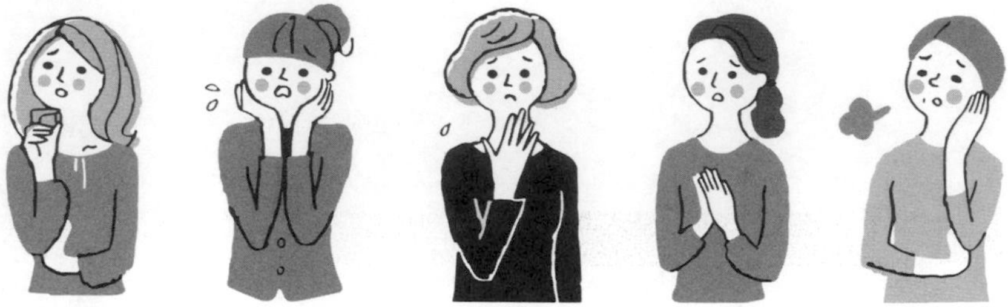

Contents

Part 3 如何提升自我免疫力？

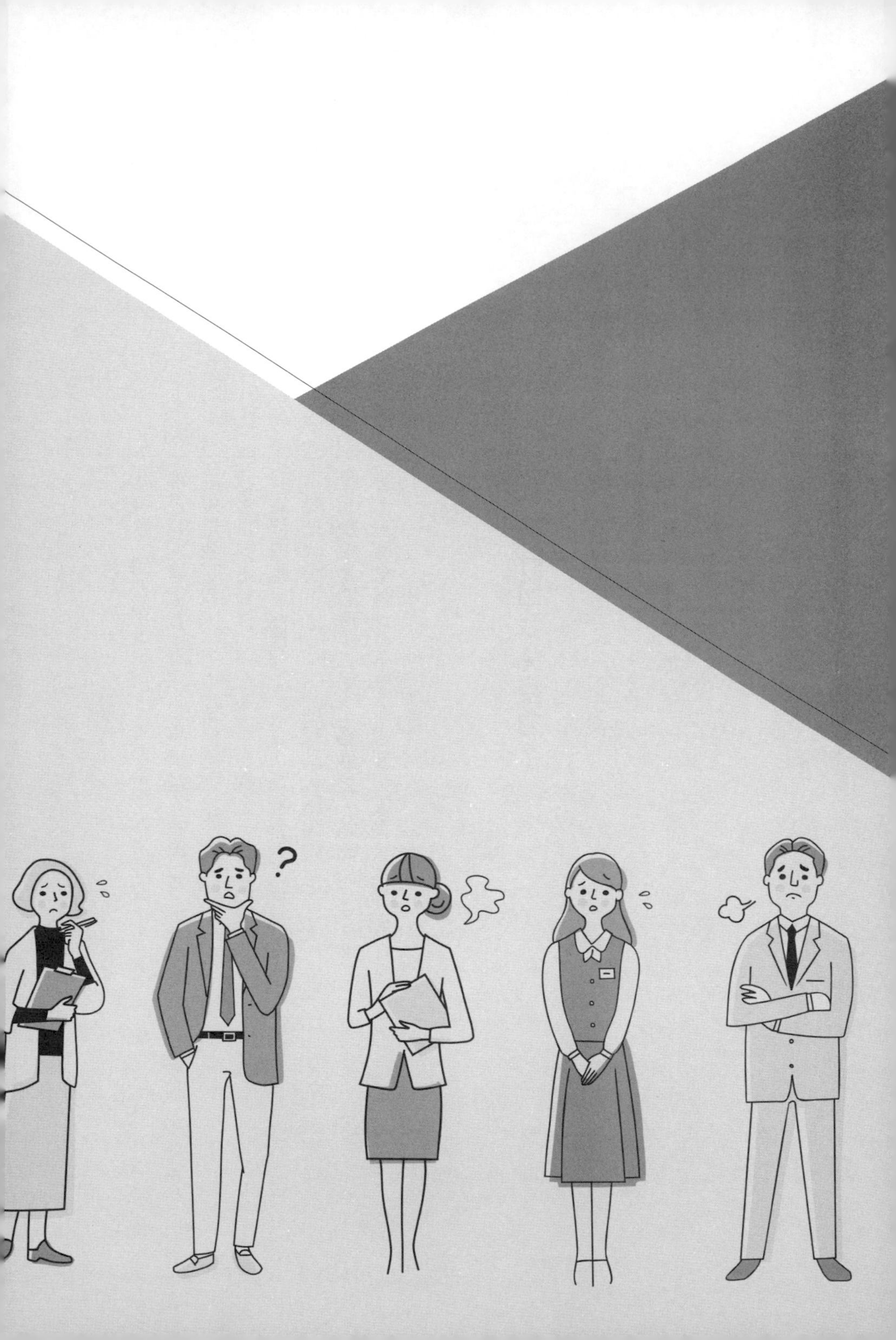

Part 1

到底性格為什麼會那樣？

就像每個人的指紋各不相同，
人們在性格方面也各自具有「獨特性」。
一般而言，
人的性格在青少年後期至成人初期發展完成，
然後會幾乎穩定不變地維持一輩子。

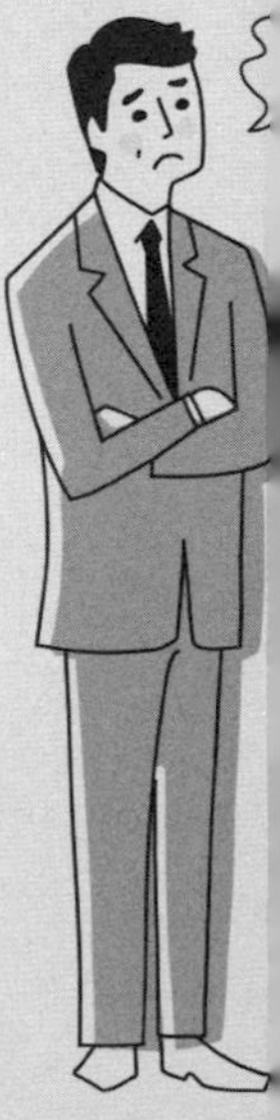

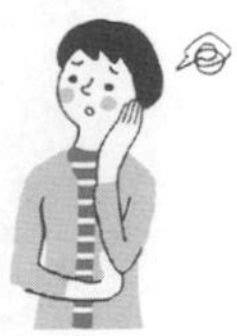

性格、人格障礙及其形成的原因

何謂「性格」？

你在開車時有什麼樣的習慣呢？很多人未意識到自己在駕駛時的獨特行為，直到某天有人坐在副駕駛座開始叨念，這才發現自己某些特有的習慣。像是「跟前面的車子為什麼貼那麼近？稍微保持一點距離嘛」、「紅綠燈都還沒有變，怎麼就一直想偷跑」、「一邊插隊一邊打方向燈怎麼行，應該提前打方向燈啊」等等。駕駛按照自己熟悉的方式輕鬆開車，但坐在副駕駛座的人，好幾次都覺得生命受到威脅，忍不住用右腿緊緊施力頂住前方。也就是說，當一項行為養成了習慣，自己對於這些在無意識中做出的動作，完全感受不到有什麼問題，但在周邊人的眼裡卻可能顯得十分不同。

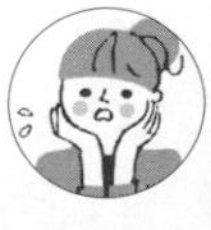

所謂的「性格」，指的是思考、感受與行動的習慣。在漫長的歲月裡，與生存息息相關、不可或缺的思考、情感與行動會成為習慣，讓身體即時做出選擇與動作。即使時間流逝，這樣的習慣也不會產生改變，而是相對顯現出一貫性，也就是可以被預測出的固定型態。就像每個人的指紋各不相同，人們在性格方面也各自具有「獨特性」。一般而言，人的性格在青少年後期至成人初期發展完成，然後會幾乎穩定不變地維持一輩子。

人格障礙

什麼是「人格障礙」呢？根據《精神疾病診斷與統計手冊第五版》的解釋：「當人格特質對適應正常社會造成妨害，導致社會功能障礙、人際關係出現問題，並帶來嚴重的壓力時，即可診斷為人格障礙。」

每個人都有各自的性格傾向，而「人格障礙」指的是在人際關係上持續引發嚴重問題的某項性格特質，並且已達到「異常」的程度。不僅會造成適應方面的障礙，也會使周遭的人感到相當不舒服。因此，人格障礙者在社會生活或職場活動中，亦會出現無法發揮自身能力或適應不良的情況。

在認知情況和行動方式上，每個人當然都會有所不同，像是自尊心強的人、不輕易付出信任的人、對人際關係毫不在乎的人、缺乏變通性的人、非常在意他人視線的人等等。人的性格特質十分多樣，無法斷定什麼是對的、什麼是錯的，但人格障礙者有一項特徵非常明確，就是他們的性格傾向，會讓周圍的人非常不舒服且驚慌失措。自尊心強也是一種性格特質，不過有些人會超越一定限度，在需要聽取眾人反饋的業務會議上，因為過於敏感而大發雷霆，甚至向對方破口大罵。無法輕信他人的情況如果過於嚴重，有時會不斷懷疑別人另有所圖，導致自己陷入誰也無法相信的窘境。類似這樣的情形，就已經不是所謂的「性格」，而是屬於「人格障礙」的範疇了。

在十個人格障礙的分類裡，有些人是百分之百符合其中一種，但通常情況不嚴重的話，大多會呈現一種主要的人格障礙，然後同時附加其他幾種人格障礙的特徵。

以十三個國家為對象進行的研究結果顯示，約百分之六的成人患有人格障礙

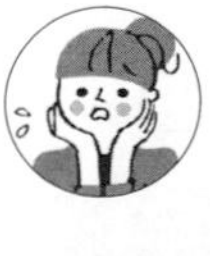

（世界衛生組織二〇〇九年）。另外也有統計數據顯示，韓國百分之十～百分之十八的人口，亦即每七名成人當中，就有一名患有人格障礙（大韓神經精神醫學會，二〇一五年）。如同研究數據所示，人格障礙者在我們的周遭其實相當常見。

十種人格障礙雖然各有其獨特的傾向，但也有共同的特徵如下：

第一，一般從青少年時期或成人初期開始，並且持續一輩子。當然，反社會型人格障礙及邊緣型人格障礙，隨著年齡的增長症狀會有所緩解，但其他幾種類型的人格障礙，就幾乎沒有出現這樣的傾向。

第二，人格障礙者異常的性格傾向，會在社會及家庭生活中持續地引發嚴重問題。就算不是本人刻意造成，周遭也會不斷出現被害者。

第三，因為自我協調（Ego-Syntonic）的緣故，人格障礙者自身並不會感到不自在，他們理所當然地認為自己的行為正確，是周邊的人做錯了。或者是他們認知到自己的舉動異常，但是把做出該行為的原因歸咎到對方身上。此外，人格障礙者無法體會異常行為會給對方帶來多大的困擾，因此頻繁地與周遭的人發生磨擦。由於感受不到自己有改善的必要性，所以他們幾乎不會主動前往醫院就醫，以致於狀況難以緩解或改善。

人格障礙形成的原因

為了確認遺傳因子在人格障礙形成方面的影響，生物學研究曾進行了一項雙胞胎實驗。也就是測定同卵雙胞胎[3]和異卵雙胞胎[4]在智能、性格特質上的一致性，然後比較遺傳與環境兩種因素對於人格障礙形成的影響。根據研究結果顯示，人格障礙大約有百分之四十至六十受遺傳因素影響，特別是思覺失調型人格障礙受到遺傳因素的影響最大。而最近強迫型人格障礙、做作型人格障礙、自戀型人格障礙及邊緣型人格障礙，受到遺傳因素影響的情形也大幅增加。

從身體疾病的遺傳因素影響佔比來看，肥胖約有百分之五十至六十來自遺傳，高血壓為百分之八十，第一型糖尿病則為百分之九十。與上述的比例相較之下，人格障礙受遺傳因素的影響較少。此外，由於遺傳因子不會在一、二百年內大幅地改變，所以近來人格障礙者遽增的原因，可以說是受環境因素的影響較多。

孩子所感受到的良好環境，與大人認知的舒適環境存在著落差。孩子們就算不是住在寬敞富麗的房子裡，沒有高級的嬰兒車或名牌服飾，大多也能適應自己被賦予的物質環境。反之，對孩子來說最重要的，是從主要照顧者身上獲得的關愛與安全感。

嬰兒時期（出生後～一歲）主要的養育者通常是母親，此時能夠充分滿足嬰兒生理及心理需求，並且表現穩定情緒的「足夠好的母親」（Good Enough Mother），對孩子而言至關重要。精神分析師米歇爾・巴林特（Michael Balint）曾提出「基本缺陷」（The Basic Fault）的概念：「嬰兒渴望獲得無條件的關愛，如果母親無法給予適當的照顧與愛護，孩子將會終其一生追尋那份在年幼時期未能獲得的愛。」

3 同卵雙胞胎：遺傳基因百分之百相同。

4 異卵雙胞胎：除了在同一天出生這點之外，與一般兄弟姊妹類似，遺傳基因只有約百分之五十相同。

從嬰兒期過渡到幼兒期（約一～三歲）之後，孩子的肌肉逐漸發達，開始可以自己控制大小便。接著，他們用自己的雙腳站立、行走，獨立探索身邊的事物，並且靠自己的力量進食。也就是說，孩子慢慢開始脫離父母，而此時父母也要充分發揮自己的角色，讓孩子分離、獨立的階段圓滿完成。倘若父母無法接受這樣的分離，將會影響到孩子的自律性。此外，如果孩子只想隨心所欲地行動，父母就要以符合社會規範的行為來加以教育。但是，在這個階段假如父母操之過急，未能等待孩子在反覆的失誤中學習的話，將造成孩子的愧疚感高漲。年幼的孩子從主要養育者身上感受到的關愛和安全感非常重要，母親病故、因為離婚造成的分離，或是母親健在卻一點也不愛孩子的情形，都會對孩子造成極大的威脅。同理可證，如果對孩子過度保護，也會產生與上述類似的情況。當然，除了嬰兒期與幼兒期的不當環境之外，在成長過程經歷的嚴重虐待與暴力等，也會對人格形成產生很大的影響。調節衝突、進行理性判斷的前額葉，是大腦功能中長得最慢的部分，前述那些具有威脅性的生活經歷，將會使前額葉的結構弱化。

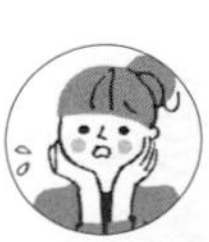

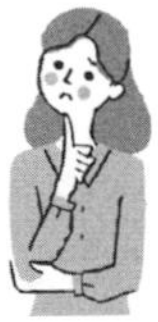

為什麼必須了解人格障礙？

首先，有些人無法用一般的性格類型分析來解釋。大家應該有聽過 MBTI、DiSC 或九型人格（Enneagram）等分析性格類型的方法，特別是在求職的過程中，為了進一步了解自身性向，或是在填寫履歷表「我的個性」一欄時，這些分析性格類型的方法經常會派上用場。此外，在新進員工訓練、人際關係及領導力相關教育等方面，上述的性格類型分析也頻繁地被拿出來運用。那麼，像這樣的性格類型分析其目的是什麼呢？其實就是「認可彼此的差異」。意即和我不一樣的他不是「錯的」，是因為我們存有「差異」，應該懂得接納彼此的不同之處。我在二〇〇三年開始授課時，這樣的性格類型分析法相當熱門，至今仍然熱度不減，而且在理解「人與人之間的不同」時能產生極大的助益。不過，在課程結束後，偶爾會有人私下前來提問。

「教授，您的課程充分地讓我懂得如何去理解周邊的人，可是，我很難用同樣的模式去接納我們的組長，他讓人太崩潰了。」接著，他具體描述了發生在自己身上的案例。每當聽完這些故事，經常會發現對方描述的對象應該是人格障礙患者。那個讓自己徹夜難眠、爆發憂鬱症，甚至苦惱要不要辭職的人，用一般性格類型分析絕對難以解釋，而這也就是我們為什麼要讀這本書的原因。

其次，人格障礙者與精神病患者不同，在社會生活中經常可見。過去精神疾患大致分為精神病（Psychosis）與精神官能症（Neurosis），而區分兩者的基準，首先就在於是否有「辨別現實的能力」——意即現實判斷能力及現實感。精神病因為現實感崩塌，所以會出現異常舉動、妄想或是不當且焦慮的情緒反應。而精神官能症雖然會帶來主觀上的不適及痛苦，但並不會導致現實判斷力出現嚴重的問題。因此，精神病患者由於社會適應不良的程度較明顯，幾乎不可能像一般人一樣正常生活；相反的，精神官能症患者因為社會適應不良的情況輕微，在社會生活方面基本上不會有太大的負擔。在這兩者之中，人格障礙者的現實判斷能力與精神官能症患者較為相近，不僅可以正常地在職場工作，甚至還能爬升到高位。他們雖然在人際關係方面存在致命性問題，但在重視能

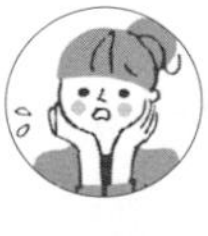

力與成果的組織裡，為了引起上司注意，他們什麼事都會去做，因此反倒能發揮自己的特殊才能，既升遷得比他人快，有時候錢也賺得較多。

第三，人格障礙者不會意識到自己的問題。區分精神病與精神官能症的另一個標準，是「不適感」的存在與否。精神病患者對於自己的行為幾乎沒有感覺，對社會適應不良的部分也不會感到焦慮。因為沒有意識到問題，當然就不會試圖改善。然而，精神官能症患者能夠感受到痛苦，並且希望情況獲得好轉。如果以這樣的標準來看，人格障礙者更近似於精神病，因為他們雖然讓他人倍感煎熬，但自己卻絲毫沒有察覺，這也是為什麼人格障礙者會被比喻成「口臭之人」的原因。

企劃組崔組長在所有事情上都訂出了自己的規定，並且強迫組員們必須遵守。針對其中一部分規定，金科長提出建議希望組長重新考慮，卻因此徹底被視為眼中釘。在那之後，每當舉行會議時，崔組長都會公開攻擊金科長提出的意見，讓他顏面盡失，此外更以「行事不遵從上級命令」為理由，將金科長排除在計畫案之外。最終，覺得疲憊不堪的金科長前往精神科看診，被醫生診斷為創傷後壓力症候群。由於人格障礙者本身完全沒有不自在的感覺，所以他們不會主動前往精神科尋求改善，反倒是周遭有很多人會因為心理受創而到醫院求診。

第四，只要願意承認、面對，就有改善的可能。寫到這裡，大家應該思考一下：「會不會我也是人格障礙者，但只有我自己不知道呢？」如果身邊都沒有可以談心的真正朋友或同事，就有必要懷疑並重新省視一下自己。人格障礙的治療並不容易，但若自己能領悟到問題的嚴重性、有意願接受治療的話，就一定會有改善的空間。特別是能夠順利維持婚姻、職場生活與人際關係等社會功能，人格障礙情形不嚴重的人，一般癒後的狀況都十分良好。因為「性格」而使自己和他人都受傷的話，「改變」是最直接有效的解決方法。因此，我們應該客觀地檢視一下自己是不是患有人格障礙，這也是我們為什麼必須認識人格障礙的理由。

第五，懂了之後才知道如何應對。如果是萍水相逢的關係，只要避不見面就可以解決問題。「神經病！是瘋子嗎？」、「今天真衰！」像這樣發洩過後即可。但如果對方是家人，或是在職場上因為業務關係不得不見的人，那麼就算想躲也不一定能順利避開，這就是我們必須理解人格障礙的特徵，並且要懂得

區分標準	精神病	人格障礙	精神官能症
辨別現實的能力	無	有	有
病識感[5]	無	無	有

應對之道的理由。如果沒有透過額外的學習，我們很可能連「人格障礙」的存在都不知道，即使周邊的人出現了人格障礙的徵狀，我們也無法加以辨別，甚至也不曉得自己會因此受到什麼樣的傷害。在職場生活裡，我們會遇到各式各樣的人，而患有人格障礙者有可能是我的上司，也有可能是我的同事、下屬、後輩或是客戶。我們如果不明緣由的話，會因為對方異常的話語或行動而受創，精神狀態也會變得疲憊。倘若事先對「人格障礙」有所認識，就能在日常生活中將他們區分出來，並且找到適當的應對方法。

5 病識感：患者對於自己罹患疾病的自覺。

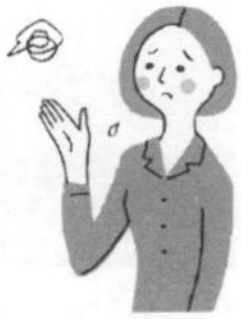

如何判斷人格障礙

透過下方的測驗，可以掌握性格傾向並確認是否患有人格障礙。如果覺得列表中的提問與現實情況相符，就在後方空格處畫「○」標記即可。假如觀察的對象是自己，不要只根據現在的情緒與行為做圈選，要仔細回想一下過去數年來的情況；若難以下判斷的話，希望你能思考看看熟識自己的朋友會如何作答。若觀察的對象是讓自己感到心累的人，就一邊回想對方平日的思考方式、言語及行為，一邊進行圈選。

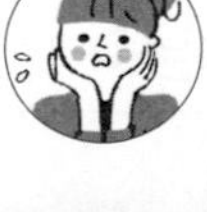

題號	內容	○
1	在缺乏充分證據的情況下，就懷疑他人在觀察、陷害或是欺騙自己	
2	工作時執著於規則、表單、順序與細瑣的事項，遺漏了真正重要的部分	
3	對親密關係感到抗拒與排斥，包括成為家庭的一員	
4	覺得自己缺乏社會性、沒有魅力，和他人相比之下感到自卑	
5	難以接受自己不是眾人矚目的焦點	
6	對自己的重要性抱持著強烈、過度的信心	
7	不遵守法律明定的社會規範，持續做出會被逮捕的行為	
8	與其說是動機或能力不足，應該是缺乏判斷力與自信心，才導致事情很難起頭或順利執行	
9	情緒起伏嚴重，持續處於敏感、焦慮與不悅的狀態	
10	經常覺得他人的話語或行動是在針對自己	
11	毫無根據地對朋友或同事的忠誠與信賴起疑	
12	執著於追求完美，因而無法如期完成任務	
13	除了家人以外，沒有值得信任的朋友或對象	
14	與人往來時，總是擔心自己會不會被指責或拒絕	
15	在人際關係中做出誘惑、煽情或挑釁的行為	
16	希望獲得積極、熱烈的追捧及讚美	
17	為了自身的利益或快樂，不惜反覆地說謊、詐欺或使用假名	

18	如果沒有他人的建議或保證，對於一般日常性的選擇難以下決定	
19	頻繁地發脾氣、怒不可遏，甚至爆發肢體衝突等，在憤怒調節方面遇到問題	
20	行動受到奇怪的信仰或天馬行空式的思維影響，例如陷入迷信，或是對透視力、心靈感應、第六感等深信不疑	
21	以可能對自己不利為由，對他人透露訊息時猶豫再三	
22	堅守自己的做事方式，對於把工作交付他人或團體作業感到猶豫	
23	總是選擇獨自行動	
24	在親密的關係中也會感受到羞恥，或是因為害怕被嘲弄、丟臉而小心翼翼	
25	利用身體魅力勾起他人關心	
26	在沒有充分理由的情況下，期待獲得特別待遇或他人的服從	
27	無視自己或他人的安全，做出魯莽的行為	
28	連自己人生中至關重要的部分，也需要某個人幫忙承擔	
29	非常害怕遭到拋棄，會為了不被丟下而拚命努力	
30	有時候體內會瞬間產生奇妙的感覺，包括出現幻覺症狀（聲音、細微的動作等）	
31	經常將不具惡意的言語或事件，解讀成另有所圖，或者隱含輕蔑、威脅之意	
32	為了工作和生產效率，將閒暇活動和人際關係視為次要	
33	對性關係幾乎毫不關心	

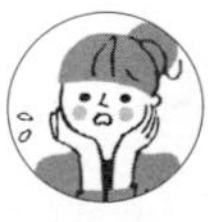

34	若不確定對方是否喜歡自己，就會盡量避免與其來往	
35	情感表現誇張，且渲染得富有戲劇性	
36	相信自己是獨一無二的存在，覺得只有特別的人或位居高位者能夠理解自己、和自己合得來	
37	經常表現出爭執、暴力等攻擊傾向	
38	害怕失去他人的支持或認可，所以不敢提出反對意見	
39	過度理想化或是貶低對方，呈現出不穩定、極端的人際關係	
40	說話曖昧、婉轉或冗長，經常讓他人聽不懂自己想要表達什麼	
41	對於他人的無禮對待、創傷或侮辱，持續心懷怨恨	
42	道德感重，過度堅守良心、價值觀或社會風俗	
43	幾乎在所有領域裡都很少有享受的事物	
44	因為害怕被拒絕、反對或責難而逃避職場活動，包括與重要的人交往等	
45	情緒變化快，情感表現膚淺	
46	在人際關係中壓榨他人，意即為了達成自己的目的，不惜利用他人	
47	行事衝動，無法事先訂立計畫，或是即使訂立了計畫也難以照著執行	
48	為了獲得他人的關照與支持，甚至會主動去做自己本來忌諱或抗拒的事	
49	會做出對自己有害的衝動行為（浪費、暴飲暴食、開車時分心、性關係複雜、濫用藥物等至少兩項）	

50	屬於難以輕信他人的類型	
51	將他人無心的話語或行為視作對自己的攻擊，當下立刻發火或反擊	
52	未使用的物品等即使不具收藏價值，也無法輕易丟棄	
53	對於他人的稱讚或非議毫不關心	
54	覺得自己不夠好，所以總是避開認識新朋友的場合	
55	無法仔細說明情況，講話有含糊不清的習慣	
56	因為缺乏共感能力，以致於對他人的情感與需求漠不關心，也不想進一步確認	
57	無法持續從事某項職業，或是按時履行金錢方面的義務，總是表現出不負責任的態度	
58	擔心自己一個人會做不好，所以獨自一人時總是會感到不安或無力	
59	反覆出現自殘行為、自殺要脅，或是企圖自殺等	
60	經常被他人形容思想離奇、不恰當或是狹隘	
61	在缺乏正當理由的情況下，不斷懷疑戀人或配偶的貞潔	
62	對於自己或他人在金錢方面都相當吝嗇	
63	在情感方面十分冷漠、無動於衷，且顯得枯燥乏味	
64	不願意在人前露出驚慌的模樣，因此排斥參加新活動，或是對需要承擔風險的事相當抗拒	
65	心情或情緒容易受到他人或環境的影響	
66	表現出傲慢、自大的行為和態度	
67	對他人造成傷害（創傷、虐待、竊盜等）卻無動於衷，也不懂得自我反省	

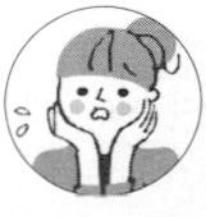

68	在結束一段親密關係之後，會立刻尋找下一個能夠給予關愛和支持的人	
69	自我認同與自我意識不穩定	
70	經常聽到別人形容自己很獨特、另類	
71	在各方面（工作、關係）都表現出嚴格和死板的態度	
72	有過度謹慎和小心的傾向	
73	在人際關係中經常自認為與對方親近，並根據自己的認知行動，但實際情況可能並非如此	
74	深信他人都在嫉妒自己或吃醋	
75	對無限的成就、卓越、美麗、理想愛情等陷入幻想	
76	害怕自己可能會面臨必須自立自強的處境，為此陷入不切實際的糾結	
77	感受到慢性的空虛	
78	在感受到壓力時，會暫時性地產生妄想與解離	
79	除了直系親屬之外，沒有其他親近的朋友或可以吐露心事的對象	
80	認為世界是一個可怕的地方	

接下來，將1～80題中標記圓圈的題號，再次註記到左頁的人格障礙判斷表當中，然後合計每一個項目共有幾個圓圈。如果圓圈的數量在判斷基準之上，就代表很可能具有該項人格障礙。雖然這裡只是提供一個簡單的參考基準，更精確的診斷還是要透過和精神科醫師的諮商來進行，但藉由這樣的測驗，可以得知出現最多圓圈的項目屬於哪一種人格障礙，並且大致掌握自己與對方的性格傾向。

人格障礙	題號									小計	判斷基準	測驗結果
偏執型人格障礙	1	11	21	31	41	51	61				4個以上	
強迫型人格障礙	2	12	22	32	42	52	62	71	72		4個以上	
孤僻型人格障礙	3	13	23	33	43	53	63				4個以上	
畏避型人格障礙	4	14	24	34	44	54	64				4個以上	
做作型人格障礙	5	15	25	35	45	55	65	73			5個以上	
自戀型人格障礙	6	16	26	36	46	56	66	74	75		5個以上	
反社會型人格障礙	7	17	27	37	47	57	67				3個以上	
依賴型人格障礙	8	18	28	38	48	58	68	76			5個以上	
邊緣型人格障礙	9	19	29	39	49	59	69	77	78		5個以上	
思覺失調型人格障礙	10	20	30	40	50	60	70	79	80		5個以上	

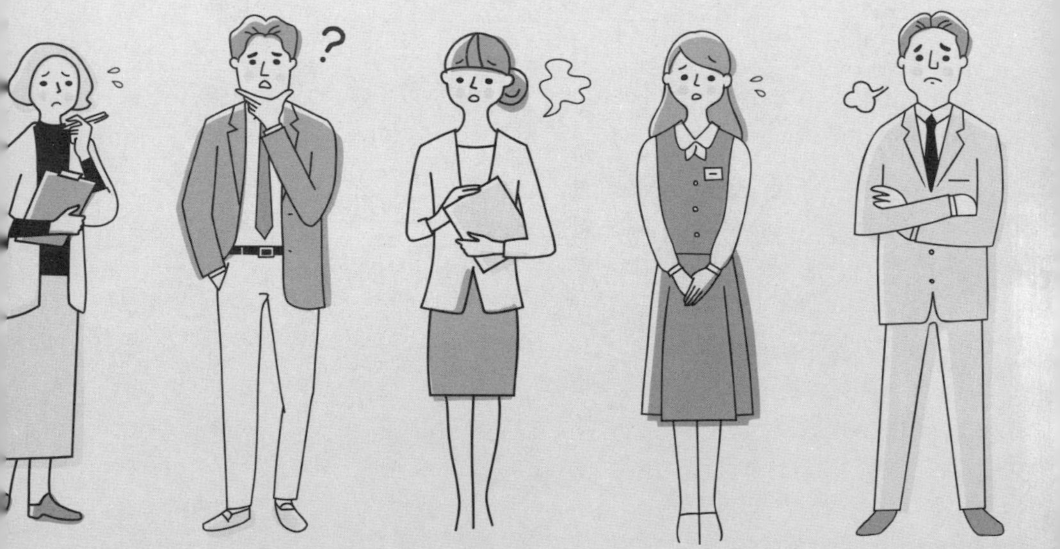

Part 2

他屬於哪一種人格障礙呢？

人格障礙者的特質如果能被賦予發揮空間，
也能轉化為優秀的才能！
倘若身邊人具有類似的特質，
這些內容將會成為你協助他們活用才能的祕訣；
若是自己具有人格障礙，
書中也提供足以改善現況的「克服方法」，
幫助讀者學習提升心理免疫力，有助於減緩症狀。

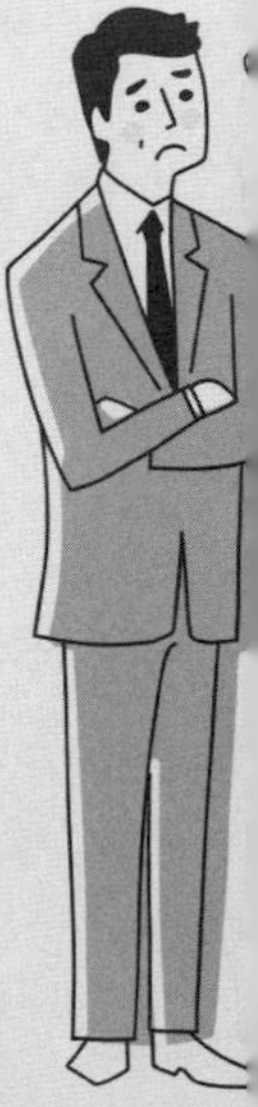

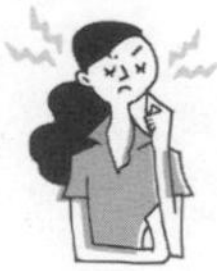

「別騙我，我才不相信你！」

偏執型人格障礙

偏執型人格障礙的觀察重點

在下列的項目中，如果符合四個以上，就很可能是患有偏執型人格障礙。

1. 在缺乏充分證據的情況下，就懷疑他人在觀察、陷害或是欺騙自己。
2. 毫無根據地對朋友或同事的忠誠與信賴起疑。
3. 以可能對自己不利為由，對他人透露訊息時猶豫再三。
4. 經常將不具惡意的言語或事件，解讀成另有所圖或者隱含輕蔑、威脅之意。
5. 將他人無心的話語或行為視作對自己的攻擊，當下立刻發火或反擊對方。

6 對於他人的無禮對待、創傷或侮辱，持續心懷怨恨。

7 在缺乏正當理由的情況下，不斷懷疑戀人或配偶的貞潔。

〈H公司G本部　韓○○組長之訪談〉

韓組長：原本以為只要大家盡全力扮演好各自的角色、忠於本分，就不會產生任何問題，但是有太多人不像我想的那樣。他們為了自己的利益，不擇手段地欺騙他人或尋找藉口。我最討厭說謊的人了，所以如果覺得對方在說謊，我就會盡力查明真相，然後指出其中的對錯。可是沒想到對方一直記在心裡，還以非理性的方式回應我。我不太容易相信他人，但其實我以前不是這樣的，只是在被騙過幾次之後，努力不要再上當而已……

鄭博士：可以說說看你之前受騙上當的事嗎？

韓組長：例子不只有一、兩個呢……之前我因為個人因素請假，那天有一名組員遲到了，但是副組長向我報告時完全沒有提到，我是後來才偶然得知的。還有一次我碰巧經過休息室，聽到包括金代理在內的組員們正聚在一起聊天。因為工作沒有進展，那天早上我才念了一下金代理，想著他們該不會在討論這件事吧，於是我也刻意走進休息室。但他們的對話就突然停止了，好像就是在說我沒錯。下午我把當時一起在休息室的吳次長找來，問他們都聊了些什麼，但他居然講了一些完全無關的事。我並不是一個保守或死板的人，下屬當然有可能在背後說上司壞話啊！只要據實以告然後道歉就沒事了，但他到最後都在羞辱我。召開組長級會議時也一樣，如果部門負責人也參加的話，大家為求表現就會暗地裡貶抑對方的組長。不久前我忍了幾次，後來真的覺得沒辦法再忍，就當場頂了回去。（中略）

鄭博士：和家人的關係怎麼樣呢？

韓組長：不知道這樣的事情該不該說，其實我因為太太的關係受到很大的壓力。我對家庭是非常忠誠的，但太太好像對我保有很多祕密。在家的時候，她的手機幾乎不離手，一直在和某個人傳訊息。有一次我向她討要手機，查看了通話和聊天紀錄，但是會引發問題的資料都已經被刪除了，我最近正煩惱要如何掌握證據。夫妻彼此的信任非常重要，失去了「信賴」這樣的基礎，夫妻關係又怎麼會好呢？

剖析偏執型人格障礙

所謂的偏執型人格障礙，是指將對方一般的言行舉止，視為帶有不純的意圖或威脅，並持續產生懷疑與不信任的性格障礙。因為不斷和周邊的人發生糾紛，為此受到很大的壓力，所以引發憂鬱症、恐懼症、強迫症、酒精依賴等精神障礙的機率很高。特別是在承受高度壓力時，短時間內會有心理混亂的傾向，也有可能發展為妄想或思覺失調症。偏執型人格障礙的發病率約為百分之二～百分之四，在男性身上較為常見。

觀察重點1

在缺乏充分證據的情況下，就懷疑他人在觀察、陷害或是欺騙自己

因為覺得世界是個危險的地方，無論多麼親近的人也不能信任，所以經常表現出敵對的態度。除了仔細觀察對方的行為，還會進入警戒狀態，留心對方的動機是否帶有惡意、要剝削或嘲弄自己，又或者會不會在暗地裡嚼舌根。就算沒有明確的證據，也堅信對方是要陷害自己。特別是在競爭激烈的環境中，這種情況更加嚴重，如果不能如願達成目標，就認為是對方惡意操弄，才導致自己無法成功。因為瘋狂對他人起疑，所以不只工作效率低下，在人際關係方面也很難形成親密關係，經常四處樹敵。

生物科技企業的朴代表非常重視保密，不僅僅針對事業夥伴，他連公司內部的職員都小心防範，覺得對方會盜取自己創新事業的成果，或者對公司造成損害。此外，他還憂心若是實驗結果不順利，會被提供實驗材料的業者取笑，所以刻意更改了收件地址，制定出一套隱藏身分的訂貨方法：職員們輪流用自己母校研究室的名義訂材料，然後由朴代表親自到學校取貨。公司的上班時間是早上九點至晚上六點，但員工們要等到八點五十分之後才可以進辦公室，且必須在晚上六點十分之前離開，因為朴代表擔心若員工獨自留在辦公室裡，不曉得會做出什麼樣的事。如果打算資遣員工，他會假裝若無其事地與對方打招呼，然後在下班時間後才傳訊息通知對方。因為提前告知員工的話，無法掌握他們是否會帶走公司的資料，或者對公司造成什麼危害。朴代表的行為導致公司的離職率非常高，即便如此，每當員工辭職時，朴代表都會習慣性說出這樣的話：

「果然不能養這些白眼狼！」

觀察重點2

毫無根據地對朋友或同事的忠誠與信賴起疑

因為不太相信對方向自己說的話，所以總是想確認他們在背後講了什麼或做了什麼。懷疑出差的組員是不是真的去某公司拜訪，所以親自打電話給該公司的負責人確認；自己沒有出席的會議，就在另一間辦公室用螢幕監看；離開座位時先將錄音設備開啟後才走。午餐時間同事把電腦放著出去後，還會打開對方的通訊軟體偷看，或者故意向兩名組員各自傳達不同的話，再仔細觀察他們的反應。如此一來，在人多的辦公室裡，也會擔心自己的東西被其他人碰而過得戰戰兢兢。不僅上下班要隨身攜帶外接硬碟，暫時離開座位時也得確認辦公桌的抽屜有沒有上鎖。此外，因為對他人充滿了不信任，所以任何事情都無法委託出去，由自己進行確認、執行的型態相當常見。

三十歲出頭的崔科長一年前跳槽到其他公司，雖然他被評為工作能力出色，但是在和同事的相處上卻有很多問題。不久前，在匿名APP（保障以匿名的方式，讓職員們互相交流公司內部的問題）上出現了一篇詆毀跳槽者的文章，寫到「因為經驗豐富、受到認可才來我們公司，但實力卻不怎麼樣」之類的內容。公司裡有經驗的跳槽者高達數百名，但崔科長卻覺得那篇文章是針對自己而來，並且篤定上傳的人就是小組裡的後輩。雖然沒有明確證據，但他相信自己的直覺，為這件事氣得咬牙切齒，最近正在尋找報復的方法。

觀察重點3

以可能對自己不利為由，對他人透露訊息時猶豫再三

在與他人互動的過程中，覺得自己透露的內容日後肯定會產生禍害，特別是處於困境時，朋友或同事們一定會藉此輕視或反過來攻擊自己。於是，他們行動時總是小心謹慎、藏著許多祕密，絕對不和他人分享想法或情感。此外，為

了預防未來在人際關係上遭遇刁難，他們會制定縝密周詳的計畫，以「這與你無關」為由，拒絕回答任何有關個人的提問。對於他人可能對自己造成的威脅，過度地表現出警戒與防範。

觀察重點4

經常將不具惡意的言語或事件，解讀成另有所圖或者隱含輕蔑、威脅之意

將他人沒有惡意的言語或行動，解釋成帶有不良企圖，因此會認為對方是在威脅自己，或是試圖讓自己顏面盡失。對於組員泡來的咖啡，他們看到上面的咖啡泡會覺得是對方在裡面吐口水，因此絕對不吃他人給的已開封食物。如果在工作上獲得了稱讚，他們會認為這是對方為了進一步壓榨自己而使的手段；若有人釋出好意表示要幫忙，他們也會覺得對方是在指責自己一個人做不好。大家在休息時間輕鬆分享的玩笑話，他們會花好一段時間琢磨其中的含意。由於心緒狹隘，所以他們既缺乏幽默感，也不太懂得開玩笑，常會把一些不經意的玩笑話，誤解成是嚴重的人身攻擊。此外，他們覺得自己具有特別的能力，可以看見別人看不到的東西，於是認為這所有的思考模式與行為都是合理的。

四十多歲的吳次長對他人經常表現出好戰、敵對的態度，當會議時間大家正在自由交流時，他會突然誤會某人在攻擊自己，然後就用嘲諷的語氣挖苦對方，讓氣氛一下子降到冰點，這種情況屢見不鮮。若是自己的意見沒有被採納，則又會引發一連串的誤解。雖然吳次長表面上看起來像是個穩重、合理、客觀的人，但他的內心其實充滿了不信任與懷疑，所以善於追究和諷刺，又因為對他人態度冷淡，經常惹得對方火冒三丈。如果對方生氣了，他會解讀成是對方想掩蓋某些不正當的事物，自己是在逼不得已的情況下才與之敵對。

觀察重點5

將他人無心的話語或行為視作對自己的攻擊，當下立刻發火或反擊對方

雖然有時表面上會露出客觀、合理、慎重的模樣，但因為疑心病與敵對感過於嚴重，所以會在瑣碎的事情上斤斤計較。如果覺得自己受到了侮辱，就會當場進行反擊，也會公開表現出仇視的態度；雖然個性沉靜，但是會以無情的語

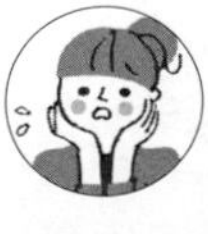

氣諷刺、挖苦他人。他們主張自己的行為合情合理，但因為身邊的人做出不恰當的反應，為了自我保護，只好在不得已的情況下進行防禦。也就是將自己的缺點歸咎到他人身上，並且抱持著批判態度。

任職於M研究所的五十三歲金先生是一名研究教授，基於職務特性，在有專案時他通常需要與相關企業進行協調，但金教授卻是出了名的「難合作」。對於客戶要求的事項，金教授會逐一計較要由誰來負責，並且經常在會議上吵得臉紅脖子粗。有一次他前去拜訪某間企業，卻以櫃檯人員禮數不周為由大聲爭吵，碰巧經過的專案負責人目睹了該場面，合作項目也因此遭到中斷。雖然研究所長多次提醒他要注意，但他總表示很難和財大氣粗的客戶一起工作。不久前，研究所有了新的專案，聊天群組中公告了教授們的開會日期，但金教授那天基於個人原因無法參加，於是他在群組中質問：「會議日程至少要在一週前公告，這不是常識嗎？」發出會議通知的研究員對突如其來的公告表示歉意，並詳細解釋為什麼會突然訂下開會日期。由於不是義務出席的會議，研究員表示如果基於個人原因無法參加，也可以毫無負擔地直接提出來。然而，金教授卻咄咄逼人地追問：「我是參不參加都無所謂的人嗎？」接著，他開始在有二十幾個人的群組中發洩自己的不滿，還要求該研究員必須正式道歉。最後，研究員針對金教授整天緊咬不放的事項一一致歉，事件才終於告一個段落。熟悉金教授的研究所職員們，沒有一個人在他的發言底下給予回應。

觀察重點6

對於他人的無禮對待、創傷或侮辱，持續心懷怨恨

一旦心懷不滿，不論是多細瑣的事都難以遺忘或釋懷，會不斷試圖找出對自己不合理的情事，自我助長不必要的委屈與怨恨。例如對指導自己研究成果的前輩懷恨在心，就在前輩發表報告的當天，尖銳地指出其中的缺點，讓前輩在公開場合上丟盡臉面。或者覺得組長討厭自己、對自己不利的話，就會以反擊為目的，把組長可能會引發問題的發言與行動仔細記錄下來。對於傷害或是侮辱自己的人，他們絕對不會給予寬恕，而是想方設法地陷害對方。此外，為了

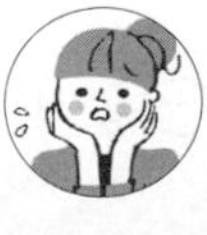

在感到威脅時第一時間發動反擊，他們總是處於備戰狀態，動不動就提起訴訟，經常引起法庭糾紛。在每個里辦公處、區公所等地方政府機關，都一定會有幾名「訴訟狂」或「申訴狂」，可以說就是屬於這種類型。

觀察重點7

在缺乏正當理由的情況下，不斷懷疑戀人或配偶的貞潔

經常懷疑朋友間的友情和戀人的忠誠，並蒐集足以支持自己疑心的細小線索和無關緊要的情報。為了不遭受背叛，他們會不斷追問戀人或配偶的所在位置、動向和意圖，並考驗對方的節操。因為很容易產生疑妻症或疑夫症，導致戀愛關係與家庭生活都持續處於危機狀態。

找出偏執型人格障礙的原因

偏執型人格障礙者在成長的過程中，可能經歷過殘酷、受虐的養育環境，或者經常被父母以不合理的怒火施壓。在這種情況下，他們無法適當地表現出憤怒之情，於是在成長的過程中一路將其內化。此外，「沒有遇到過值得讓自己信任的大人」這點，也是偏執型人格障礙形成的基礎，他們因此學到的是對他人嚴重的不信任，並確信只有自己才是下決定的主體。偏執型人格障礙者為了保護自己，對他人的攻擊、輕蔑與批判相當敏感，時時刻刻提防來自他人的陷害與欺騙。由於偏執型人格障礙者對自己露出的敵對感與批判性態度毫無自覺，所以也無法理解他人為何會對自己不友善，反倒更加鞏固了「他人都是不可信任的邪惡存在」這樣的想法。偏執型人格障礙者在兒童時期和青少年時期，會出現無法與同儕和諧相處、社會焦慮、反應過度、思考方式或言語奇特，以及有不可思議的幻想等徵狀。若家族和親戚中有思覺失調症的遺傳基因，或患有妄想症的話，罹患偏執型人格障礙的機率也會較高。

應對方法

如果身邊有偏執型人格障礙者……

✱切勿正面起衝突

盡量避免與偏執型人格障礙者發生糾紛，如果不是什麼嚴重的問題，選擇退讓一步會是較好的方式。假如對方犯下失誤或是做得不對，也不要在大庭廣眾下指責對方或正面起衝突，重視面子的偏執型人格障礙者，絕對不可能當場承認自己的疏失。也許你只是因為感到委屈，或者想提出正確的事實，但對方會為了證明自己是對的而不惜訴諸法律，甚至賭上性命撲過來。即使爭執到一半你已打算放棄，對方也會緊咬至最後，很可能讓你相當疲憊。

✱如果不小心惹怒對方，就恭敬地向對方道歉

即使你的言行舉止沒有惡意，對方也可能會突然發脾氣，這時最好選擇直接道歉。如果對方怒氣沖沖，但你卻反應沉穩的話，他們也會跟著冷靜下來。偏執型人格障礙者對於恭敬表示歉意的人，會意外地展現出寬容的一面。相反的，

如果你堅決否認自己有錯，則會更加激發對方的偏執性戰力。雖然聽起來很荒謬，但最好能壓抑自己的反擊欲望，用類似以下的方式向對方道歉：「雖然我完全沒有那樣的意圖，但從組長您的立場來看，的確有可能會那樣想，真的很抱歉！」讓我們回想看看，自己與身邊的偏執型人格障礙者經歷過什麼樣的事件，然後提前整理一下，如果類似情形再度發生，自己可以怎麼回應對方。倘若未事先做好準備，那麼遇到同樣的狀況定會驚慌失措，而在慌張之下的無心之言，還可能進一步讓你失去對方的信賴。

此外，如果沒有自信隱瞞到底，最好不要試圖說謊來逃避某種情況。那微不足道的謊言，只會更加點燃對方對你的不信任。

✱找出對方的優點，真心表達讚美

偏執型人格障礙者為了自我保護，對他人的攻擊、輕蔑與批判十分敏感，也對他人的陷害與欺騙抱持著警戒。為了盡可能降低對方的防禦之心，試著找到他們積極正向的一面，然後表現出稱讚吧！當然，對多疑的偏執型人格障礙者而言，比起形式上的恭維，簡單卻帶著真誠的讚美更具有效果。

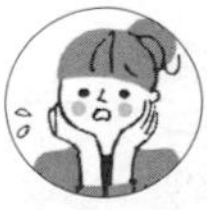

| 我預想的狀況與對應方法 |

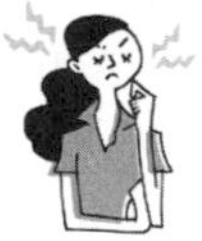

偏執型人格
障礙者的表現

為什麼這麼晚進來？
你真的是去出差嗎？

對不起，我遲到了。在回來的路上大塞車，我應該先打電話向組長您報告的，這樣您就不會如此擔心。下次我會注意的。

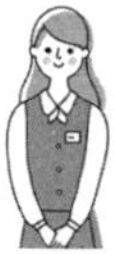

我的反應

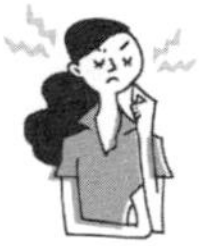

偏執型人格
障礙者的表現

剛剛開會的時候組長也在，你為什麼要故意問有關業務進度的事？明明知道這次的進度比以前慢……

對不起，我太不懂得察言觀色了。
下次有關業務進度的部分我會私下確認。

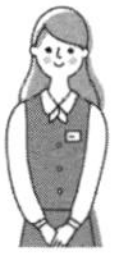

我的反應

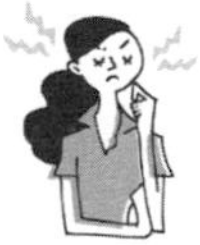

偏執型人格
障礙者的表現

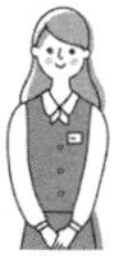

我的反應

✱不必太過挫折

即使你拚盡全力，對方也有可能無動於衷，或是繼續對你抱持著不信任，對此千萬不要過於挫折。只要知道對偏執型人格障礙者而言，「要相信某個人幾乎是不可能的」就好。與其說他是因為討厭你才這樣，倒不如說是基於本能的反應。偏執型人格障礙者一直以來所學到的，是對他人的嚴重不信任，而這也是他們自我保護的裝置。況且生病的人是對方，所以你完全沒有必要為此感到受傷。

✱能避則避

與偏執型人格障礙者最好盡量保持距離。雖然你只是單純地失誤，但對方很可能認為你懷有惡意。即使有機會與對方變親近，他們也會基於自己特有的視角與思考方式，不斷耍賴並提出各種不合理的要求。如果你因此而發脾氣，他們會覺得「果然如我所想」，認為你的行為是一種攻擊的表現，然後立刻給予回擊。

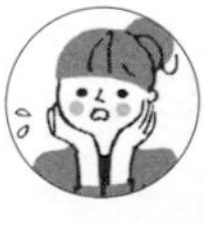

✱如果損失巨大，就集結證據進行應對

若是成為偏執型人格障礙者疑心的對象，已經受到損失卻還是草率應對的話，就有可能受到更大的損害。這種時候，建議尋找與自己一樣遭受波及的人，共同商討對策。此外，應對偏執型人格障礙者時，比起情感方面的呼告，蒐集客觀性的證據更能有效發揮力量。

如果自己是偏執型人格障礙者……

你可能從年幼時期開始，就受到不信任及不合理的對待，因此為了保護自己，與其完全相信對方所說的話，你的內心會先產生懷疑；為了不受到委屈，你會強烈主張自己的權利。不過，那些你認為是保護自己的方法，其實已經超越某種限度，正在使你變得孤立無援。環顧一下周圍，然後再看看自己吧！倘若不試圖改變，那麼現在僅存於身邊的人，最終也會選擇離去。

＊切忌胡思亂想

下班回家後，躺在床上準備入睡時，不要再一一咀嚼今天發生的事，煩惱「某人說那句話是什麼意思」。對方其實沒有惡意，也沒有其他特別的企圖。如果不是對方直接說出口的話，你的推測與想像對於人際關係沒有任何幫助。倘若無謂的雜念不斷湧上心頭，當下應該要立刻停止思考。覺得自己對於某件事或某個人過度執著時，要懂得馬上分散注意力，提醒自己不要把事情擴大解釋。

＊學會適可而止

很多事情也許現在讓你火冒三丈，但事過境遷後會發現根本沒什麼大不了；態度強硬且毫不退讓的處事之道，雖然當下感覺像是贏家，但以長遠的角度來看並非如此。倔強地逐一計較、不願受到一點損失，這樣的行為只會逼走身邊的人而已。就算發生了無可避免的衝突，也請先試著平息怒火，用正向的表現來解決問題。

✱驗證自己的想法是否屬實

如果仍然無法消除疑慮，可以試著運用「查核事實的方法」。若一味地追究或發脾氣，只會讓情況更加複雜，應該要從查核的角度出發，去驗證自己的猜測到底對不對。此外，不能因為對方的想法和自己不同，就認定「他是在說謊」。進一步向對方吐露自己真實的想法和情感，對事情也會有所幫助。

這個部分將會在第三章「察覺『自動化思考』」一節中，更詳細地進行解說。

✱改變一下看待他人的視角

如同拿起槌子時，周邊的一切就全看起來像釘子一樣，若帶著仇視與敵對的心，身邊的人也都

你最近強烈起疑的事	查核事實的方法
後輩好像暗地裡到處說我的閒話	
這次我無法參與專案，是因為平常就不喜歡我的金科長，向組長要求把我排除在外	

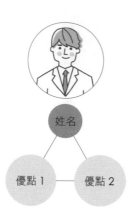

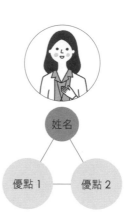

將一一成為敵人。因此，必須懂得定期檢視一下自己，是不是一直以來只看到周圍人們不好的一面，致使敵對感不斷地增生。世上不存在完美無缺的人，你身邊的人或許有缺點，但一定也有值得被看見的長處，才能在職場佔有某個位置。要找到他人的缺點並不難，因為和我不同、尷尬的部分很容易被看見，相反的，要發現對方的優點並不簡單，因為需要從愛與關心的視角出發。正因如此，我們才需要不斷地學習和演練。

回想一下周遭與自己相處起來最不愉快的那個人，然後寫寫看對方的優點。將自己善於觀察的獨特能力，發揮在尋找他人的長處之上吧！一定能夠找到對方難以被察覺、只有你才會發現的某個重要面向。

✱活用人格障礙的特質

偏執型人格障礙者能從一般人忽略的表情、語氣等中讀出含義，並且擁有細膩觀察情況與關係的能力。如果好好活用這些特質，就可以敏銳地察覺他人情緒，並且進一步轉化為關懷與體貼。律師、法界從業人員、管理階層、政治家、幕僚等職業，可以充分發揮好勝心強、不輕易放過任何細節這樣的特質。

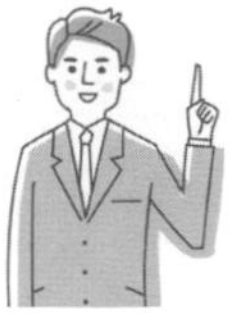

「我說的沒錯，按照我講的做！」

強迫型人格障礙

強迫型人格障礙的觀察重點

在下列的項目中，如果符合四個以上，就很可能是患有強迫型人格障礙。

1. 工作時執著於規則、表單、順序與細瑣的事項，遺漏了真正重要的部分。
2. 執著於追求完美，因而無法如期完成任務。
3. 堅守自己的做事方式，對於把工作交付他人或團體作業感到猶豫。
4. 為了工作和生產效率，將閒暇活動和人際關係視為次要。
5. 道德感重，過度堅守良心、價值觀或社會風俗。

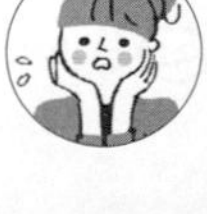

6 未使用的物品等即使不具收藏價值，也無法輕易丟棄。

7 對於自己或他人在金錢方面都相當吝嗇。

8 在各方面都表現出嚴格和死板的態度。

9 有過度謹慎和小心的傾向。

〈S企業 研究開發組 洪〇〇次長之訪談〉

洪次長：這次的專案要和新組員們一起執行，我因為這件事相當煩惱，和做事風格不一樣的人一起工作，真的好累。我喜歡照計畫一步步仔細推進，但該怎麼說呢？很多人的態度好像都是馬馬虎虎、得過且過，既沒有計畫，也毫無章法可言。在工作上缺乏基礎的人太多了，事情怎麼能那樣做呢？而且問題是，如果我指出他們的缺點，他們還會嫌我是雞蛋裡挑骨頭，根本沒必要照我說的那樣做。剛開始我也試過配合他們的工作模式，但最後實在忍不下去，所以我還是按照自己的步調進行。

鄭博士：你認為工作時最重要的是什麼呢？

洪次長：我覺得是要把最基本的部分做好。如果每個人在各自的位置上，都可以把最基本的工作做好，就不會發生任何問題，但很多人都做不到這一點。假如真的有什麼地方不懂，就按照主管教的一邊學習一邊修正就好，可是那些人絕對聽不進去別人的建議。

剖析強迫型人格障礙

強迫型人格障礙者對於細瑣的事項或規則會顯得相當執著，並且有完美主義傾向、過於死板，或是固守自己的做事方式等頑固的性格特質。強迫型人格障礙者在工作上追求高完成度，因此很少犯下失誤，行事乾淨俐落。此外，在人際關係和工作方面，他們十分重視責任與義務，因此經常被評價為「值得信賴的人」，在自己的領域裡也經常取得各種成就。然而，強迫型人格障礙者因為具有上述特質，快速適應變化的能力相對較弱；雖然在重複性高的工作上表現出色，但是在創意性的工作方面會變得有所侷限，也較難與他人共同作業。根據報告指出，強迫型人格障礙出現在男性身上的機率較女性高，也是在一般人

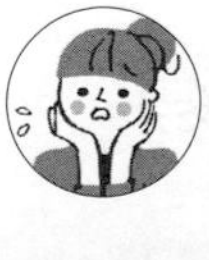

當中最常見的人格障礙之一，發病率約為百分之二點一～百分之七點九。

觀察重點1

工作時執著於規則、表單、順序與細瑣的事項，遺漏了真正重要的部分

學生時代在面臨考試之際，有些人坐在書桌前準備開始念書時，會先進行屬於自己的「固定儀式」，像是整理桌面、採買新的文具，或是洗頭、剪指甲等維持清潔的行為。就其他人的角度來看，與其花時間做那些還不如多讀幾行字，但對當事者而言，如果不走完這些固定流程的話，就無法專心念書。即使時間不夠，有時他們也會堅持要把考試範圍從頭到尾看一遍，因為被這樣的想法束縛，反而浪費了背誦出題重點的時間。在職場上也是一樣，那些其他人難以理解的行為，對當事者而言卻是不做就無法進入下一階段。例如寫企劃案之前的資料查找，他們會一一確認GOOGLE的檢索結果直到最後一頁，或是在做投影片簡報時，會對每一頁的連貫性、文字和LOGO的位置等過度糾結。因為對小地方太過執著，以致於浪費了處理工作重點的時間。此外，由於缺乏宏觀整體的能力，最終對工作的決斷力與判斷力也會下降。應該從哪件事開始著手、

要怎麼做才是最佳選擇，他們在決定這些事項時花了太多時間，導致最後什麼事都難以起頭，或者經常把最重要的事情排到最後。強迫型人格障礙者雖然總是追求完美和效率，但真正能夠達成的情況相當少見。

負責K工業園區法律相關業務的朴科長（男，三十九歲），目前的相關工作經驗已有八年，同事們經常稱讚他「對工作全力奉獻，做事完美無缺」。書面報告除了內容重要之外，對於錯字、空格、間距等形式上的錯誤，他完全無法容忍，每次都會仔細檢查好幾遍。而因為這樣的個性，朴科長總是覺得時間不夠，平日和週末都要加班才好不容易能趕上交期。最近公司正在推行準時下班的政策，朴科長對此倍感壓力。不過，實際上他只是換到家裡繼續加班，工作時間並沒有減少。朴科長對後輩的工作態度非常不滿，經常加以指責，在後輩們之間是出了名的「老古板」。平時他不僅沒有個人邀約，更幾乎沒有半個朋友。而在家時，他也是按照自己訂出來的原則教養孩子，對於細小的錯誤相當嚴格，因此頻繁地與妻子產生衝突。

觀察重點2

執著於追求完美，因而無法如期完成任務

在設定工作目標時，經常有不切實際或好高騖遠的傾向，且經常誤以為完美主義和對細節的執著，會有助於自己實現目標。此外，若事情無法圓滿結束，強迫型人格障礙者就會感到不安及憂鬱，所以就算知道眼下正在做的事毫無用處，他們也還是會持續進行。雖然想把生活過得充滿效率，但基於上述的傾向與執念，強迫型人格障礙者很容易過上沒有效率的人生。

在M產業教育機構擔任講師的申女士（四十八歲），被稱為「整理之神」。除了自己講課用的投影片之外，連教學手冊、補充資料等也都完美地整理歸納。在課程結束後，她還會把授課企業、學生資料和特殊事項等全部記錄下來。但

是，問題在於她開發和準備新課程的所需時間過長，某次機構要推出一套新的講義，她從兩個月前就開始準備，但在上線前一週她自覺無法完成，於是通知教學組的組長，理由是課程準備與其他工作重疊，導致自己無法集中心力。「就算有些不足也可以先試試看，之後再慢慢補充完善就好了。」組長和同事紛紛勸說，但申女士最終還是放棄了那次的課程。

觀察重點3

堅守自己的做事方式，對於把工作交付他人或團體作業感到猶豫

如果不能按照自己堅守的標準和方法控制情況，就會感到不安和憤怒。雖然認為自己是根據經驗給予對方建議，但最後卻是以「我的方法沒錯，你只要照著做就好了」的方式行動，出現許多「倚老賣老」的言行舉止。此外，因為不相信他人可以像自己一樣精確地完成工作，所以無法把事情交付出去，也不會聽取周邊之人的建議和忠告。基於上述的性格特質，強迫型人格障礙者與其身邊的人都會覺得彼此很難共事。

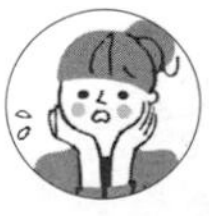

在B銀行從事經營支援業務的田先生（三十三歲），制定了屬於自己的工作規則。例如上班時間只能有兩次暫離座位的十五分鐘休息，或是辦公桌上除了正在進行的資料之外，不能有任何其他東西。甚至還有在中午之前，不管是不是與工作內容相關，所有通訊軟體的訊息一概不回應等規則。田先生的工作有很多可以獨力完成的事，而他也覺得這樣的業務很適合自己。不過，在有小組業務時，田先生就感到格外疲憊，大家也表示因為他太過於執著規則和章法，經常破壞團隊精神，且過度的完美主義更讓一起工作的組員覺得不耐煩。然而，經歷幾次失敗後，組員們現在也懂得如何與田先生合作了——與其陷入對立或爭吵，組員們選擇把所有工作都交給他一個人負責。因為只要時間到了，交付給他的工作就會完成，成果也能達到一定的水準。

觀察重點4

為了工作和生產效率，將閒暇活動和人際關係視為次要

強迫型人格障礙者不僅腳踏實地，也是相當了不起的努力型人才，因此，就像自己付出的心血一般，他們確信所有事情都必能獲得成果與報酬。然而，由於他們在工作上追求完美，導致每次處理業務的速度都會落後，若持續趕不上交期，他們會為了完成任務而開始犧牲個人時間。就強迫型人格障礙者的性格而言，如果無法完成自己的工作，就很難盡情享受個人的休閒時光。因此，他們會放棄閒暇活動與人際關係，過度埋首在工作當中。已經不只是對工作付出熱忱，他們的生活裡沒有喘息空間，就算有空檔也不知該如何享受。此外，強迫型人格障礙者最大的問題，是會嚴格要求下屬、甚至是身邊的人也要和自己一模一樣。他們經常認為其他人個性懶惰、對自己的工作未盡全力，並對此表現出憤怒。

D社的國內業務組柳組長（男，四十八歲）就是一個很好的例子。柳組長的外表幹練且善於自我約束（早上總是把桌子調高站著工作等），與他不同部門的同事都認為他與一般墨守成規的主管不同，是個頭腦清晰的領導人。不過，柳組長在自己的組員之間可謂惡名昭彰，幾乎有四分之三的人都因他而想辭職。柳組長對於組員們竟然在週末完全忘記正在進行的工作，還全然地放鬆休息一事感到訝異：「節日之類的連假不是用來休息的，而是要用來補足前一段時間沒能完成的工作。」組員們為了躲他經常不見人影，而柳組長最近則老是把「員工真是不耐操」這句話掛在嘴上。

觀察重點5

道德感重，過度堅守良心、價值觀或社會風俗

平時謹守道德規範，律己從嚴。對強迫型人格障礙者而言，善與惡、對與錯就像黑白一樣分明，他們篤信「犯錯就等於惡」。像是「放手去做」、「隨意嘗試」之類的模式，和強迫型人格障礙者相去甚遠；他們重視邏輯與理性，特別討厭那些做事衝動的人。強迫型人格障礙者表面看起來是誠實的模範生，在

社會上也有成功的一面。因為嚴格遵守社會上的慣習（重視年紀、學歷、職業等），所以比起平行的人際關係，他們更傾向於支配與服從的垂直關係。然而，在對上位者畢恭畢敬的同時，他們又會對這樣的社會風俗與權威心存懷疑，但矛盾的是，他們也會希望從晚輩那裡獲得徹底的禮遇。

觀察重點6

未使用的物品等即使不具收藏價值，也無法輕易丟棄

雖然當下用不到，但基於「以防萬一」的心態而囤積了許多物品，數十年來都沒能清掉。如果前往他們的住家，會發現舊衣服與鞋子堆得滿山滿谷，且大部分都已經非常破舊，甚至超過了十年。此外，還有幾年前的報紙散落、堆疊在各個角落，一模一樣的商品可能也會同時有好幾個，房裡充滿各種不必要的東西。強迫型人格障礙者這種囤積的傾向，經常讓家人或身邊的人感到痛苦，也容易發生爭執。

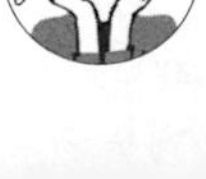

P建設公司的孫部長（男，五十三歲）出了名地喜歡囤積東西，除了個人的座位之外，就連會議室的儲藏櫃也大多是他的個人物品。有一次孫部長的部門要移到其他樓層，組員們光是搬運他的東西就幾乎花了一整天。從數十年前的建築相關雜誌，到八年前的小組聚餐發票等，他每一樣都無法丟棄，一直持續地堆疊累積。

觀察重點7

對於自己或他人在金錢方面都相當吝嗇

對金錢相當敏感，在花錢時也非常小氣。就算在經濟上擁有餘裕，也會認為必須儲蓄以防突發狀況，所以在自己或家人身上都捨不得花費。此外，如果對自己沒有任何好處，在投入時間或送禮方面亦顯得十分吝嗇；若沒有報公帳用的信用卡，絕對不會自掏腰包請後輩喝咖啡或吃飯。

某高級中學的李校長（男，五十歲）最近因為妻子提出離婚而非常苦惱。從新婚時期開始，他就提供身為全職主婦的太太生活費，但要求她必須每天寫家計簿。十五年過去，儲蓄的金額增加，兩人也購入了新房，經濟方面已在某種程度上趨於穩定。於是，妻子向他表示希望擁有金錢使用的自由，以後也不想再寫支出簿。然而，在那之後又過了五年，李校長還是未讓妻子享有金錢的使用權。不久前，妻子告訴他：「和你在一起生活，我沒有一件像樣的衣服，別人都去的國外旅行我也從來沒去過。」並表示想和他離婚，然後好好享受剩下的人生。但李校長認為：「現在要花在孩子身上的錢還很多，年紀大了之後也會常跑醫院，沒有閒錢可以那樣亂花。」覺得毫無遠見的妻子相當荒謬。

觀察重點8

在各方面都表現出嚴格和死板的態度

處理工作時態度死板、僵化，不懂得變通。經常認為突發狀況只是令人不愉快的偶然，對於臨時改變既有的處事方式或計畫等感到生疏。也就是說，強迫型人格障礙者在面對需要靈活性及妥協能力的狀況時，很容易遭遇困難。他們

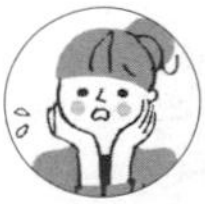

喜歡按照規定或流程工作，且因為不善於臨機應變，如果不是既定的台詞或腳本，他們在說話時就會感到不安。此外，他們無法讓自己閒下來，會不斷地去追求些什麼，與其說是出於興趣，其實更多時候是強迫自己不能停歇，不懂得如何享受生活，就連愉快的出遊準備也會變成帶來壓迫的工作。他們很難進行富有創意或自由的發想，因此也難以擺脫既有的業務或思考模式，在講求敏捷和靈活度的工作上經常會遇到瓶頸，導致發展舞台受限。

在人際關係方面，強迫型人格障礙者對周圍人的批評顯得過於敏感，尤其是在職場中比自己地位高的人或是權威性的存在，當受到這些人的批判時，他們會有反應過度的傾向。因為共感能力低落，也習慣壓抑自己的情感表現，所以他們幾乎不會輕鬆表達出情緒、稱讚、玩笑等，或是會顯得十分生澀。相反的，對於下屬犯的錯誤，他們會很快地揪出來，並且以一針見血的方式進行指責。雖然強迫型人格障礙者也有為家庭過度奉獻的一面，但是在情緒方面總是相當冷淡，所以無法順利經營家庭生活。例如他們基於對子女的疼愛和關心，提出許多建議和忠告，但因為採取強烈灌輸的方式，只會讓家人感到窒息。此外，即使子女付出了努力，他們也不太給予稱讚。強迫型人格障礙者在每件事上看起來都有條有理、計畫周詳，但在工作或人際關係方面，他們卻很少體驗到滿足和快樂，甚至反而會壓抑或收回這樣的情緒，強迫自己專注在工作上。

觀察重點9

有過度謹慎和小心的傾向

雖然總是會制定計畫，然後竭盡全力做準備，但還是經常擔心出現意想不到的變數，害怕出現失誤。強迫型人格障礙者認定自己一定要做到完美，為了預測各種可能的情況並擬定對策，老是會被時間追著跑而心急如焚。他們會事先設想最壞的情況，處事小心翼翼所以倍受信任，對於強迫型人格障礙者而言，即使是一點小小的失誤也會讓他們非常沮喪。此外，因為覺得自己做的每項決定都要無可挑剔，在這樣的壓力下，反而會在需要果斷抉擇時游移不定，表現出優柔寡斷的模樣。由於對自己缺乏信任，所以經常感到自信心低落，也無法相信他人對自己做出的正面評價，過度地消極、貶低自己。總是拿自己和他人比較，進而看輕自我，懷抱著負面想法。若無法取得成果，就會嚴重地喪失信心，所以在判斷某件事自己無法獲取成就時，就會乾脆連試都不去試。另外，

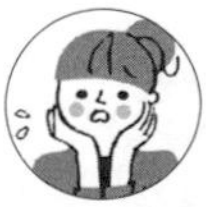

在忠誠、順應的態度之下，強迫型人格障礙者其實帶有攻擊傾向，雖然平時看起來溫和穩重，但有時會突然性情大變，顯露出充滿批判與憤怒的一面。

找出強迫型人格障礙的原因

強迫型人格障礙的形成，最密切相關的原因就是父母的過度控制——嚴格管控孩子哪些事情不能做，讓孩子習慣遵守父母定下的規則與紀律，導致他們為了躲避犯錯時會遭受的不當懲罰，在成長的過程中一路壓抑自己。例如「輕浮的玩笑或衝動的行為都是不負責任的表現」，孩子們接受到這樣的教育，但實際上他們只知道哪些事情不該做，而不知道自己能做些什麼，因為他們沒有學過要如何自律地行動。因此，他們得以發揮自身能力的領域逐漸變得狹隘，不僅害怕面對全新、未知的事件，也缺乏挑戰新事物的勇氣。「過度控制」的養育方式，很有可能使孩子們成為執著於標準和原則、總是害怕失敗、對自己感到悲觀，且無法感受到滿足的強迫型人格障礙者。

強迫型人格障礙者的父母，經常會表現出和孩子類似的傾向。這是因為父母患有強迫型人格障礙的話，孩子就會在生活過程中無意識地學習父母的行為和想法。此外，「社會環境」近來也造成了強迫型人格障礙的產生，其中最具代表性的就是「壓力」。在壓力沉重的情況下，如果能夠事事做到完美，就可以置身於安全地帶，而人們基於這樣的心理，就會強迫性地追求完美。根據專家分析，這是因為社會環境過於強調不確定的未來，且不斷要求更多的資歷與能力——必須變得更完美才能生存下來，一旦稍有失誤就會被淘汰，這樣的焦慮感助長了強迫型人格障礙的形成。

類似且容易混淆的其他症狀

強迫型人格障礙VS.強迫症

強迫型人格障礙與強迫症（Obsessive-Compulsive Disorder）是完全不同的疾病。前者追求完美主義、執著於瑣碎的細節或規則、堅持自己的方式，是以性格固執為特徵的人格障礙；後者則是透過某種反覆的想法或行為，來試圖消解內心焦慮的一種精神疾病。特徵是對自己周邊的事物或想法等，產生不斷反

比較	強迫性人格障礙	強迫症
病識	不認為自己的行為有問題，因此也不會想改變自身狀態。隨著行為的持續，只有周圍的人會感到痛苦。	感受到自己的強迫性思維不恰當，同時也覺得不舒服。因為無法停止這樣的行為而陷入痛苦。
周邊的反應	「過於執著於自己的想法。」「讓人快要窒息。」	「反覆確認太多次了。」「經常感到焦慮的模樣有點煩。」

覆、非自願性的強迫性思維（Obsession）和強迫性行為（Compulsion），可能會有反覆洗手、整理、確認、數數，或是在內心不停重複同一單字的症狀。

韓國電影《Plan Man》中的主角正錫以及他喜歡的女孩智媛，雖然表面上看起來患有相同的疾病，但實際上卻是完全不同的類型。正錫自認為是個「勤奮幹練，處事完美無瑕的人」，無法理解周圍的人為什麼做不到，於是他會強迫身邊的人套用自己的行為模式。而在遇到意料之外的情況時，正錫則會顯露出非常焦慮的模樣。這樣的性格特徵，是相當典型的強迫型人格障礙。當然，正錫對汙漬所表現出來的強迫行為，也可能被認定是強迫症，但區分兩者的關鍵在於：正錫對清潔的執著是出自「人必須乾乾淨淨」的想法，而不是因為可能感染疾病而覺得不安。相反的，智媛的強迫行為是來自於對骯髒感到焦慮，雖然她也因為那些行為而覺得不舒服，可是卻無法讓自己停下來，為此倍受折磨。像智媛這樣的情形，便是屬於強迫症。

＊強迫型人格障礙VS.偏執型人格障礙

強迫型人格障礙和偏執型人格障礙的共同點是都有踏實、固執的一面，且兩者都對自己的想法充滿信心；而差異點則是在於，偏執型人格障礙者的「強烈信念」是「他人不值得信任」，強迫型人格障礙者則是「只有自己的想法和方式是正確的」。

朝鮮王朝的第二十一代君主英祖，就同時具有上述兩種人格障礙。英祖是肅宗與淑嬪崔氏（曾為服侍仁顯王后的水賜伊[6]）所生，景宗（英祖的哥哥）在位期間，英祖為了生存下來必須步步為營。在景宗去世之後，他不僅被懷疑殺害兄長，還因為生母崔氏曾為寡婦，於是朝中有一派主張英祖並非肅宗的子嗣，而是崔氏與前夫之子，為此甚至爆發「李麟佐之亂」。英祖一直以來都對所謂的「正統性」感到相當自卑，自他三十一歲即位後，執政的五十二年間累積不少政績。不過，他為了鞏固王權並掩飾自卑感，同時也犯下許多錯誤，其中最具代表性的就是「壬午禍變」（思悼世子事件）。思悼世子是英祖晚年才獲得的兒子，很早就被冊封為世子，但英祖在情緒方面的虐待，讓思悼世子出現了精神疾病，最後被英祖關在米櫃中活活餓死。

英祖為了克服自己的出身，在學習與政務上孜孜不倦，同時也強迫兒子必須像自己一樣努力。當他發現年幼的思悼世子相當聰慧後，就對世子抱持很高的期望。然而，世子在成長的過程中，只要在課業上稍有怠惰，英祖就會立刻變得嚴厲又冷酷。此外，由於他對自己的想法充滿信心，所以若是聽到與自己不同的見解，就會認為是「聽到不好的聲音」，然後用水清洗耳朵，或是刻意換一道與平時不同的宮門出入。與生俱來的自卑感，以及因為權力鬥爭而掀起的一連串事件，這些經歷讓英祖難以相信身邊的任何一個人。不只對朝臣起疑，

6 負責挑水打雜等差役的職位。

英祖很可能也未將思悼世子看作是子女，而是把他當成對王位形成威脅的對象。英祖的種種行為，都是為了不斷考驗兒子和大臣的忠誠，並且對少論勢力表現出自己對王位毫無眷戀的一種政治秀。

如果身邊有強迫型人格障礙者……

✱分工精確

分配工作給患有強迫型人格障礙的後輩時，最好明確地劃分出業務範圍與各自擔綱的角色。否則的話，當他們完美主義的欲望湧現時，很有可能會無法好好地展開工作，或者會在無關緊要之處浪費太多時間。如果縮小強迫型人格障礙者該做的事情範圍，他們會比任何人都要幹練、踏實地完成自己的份內工作，且這樣的方式，也會對他們在做重要決定時有所幫助。

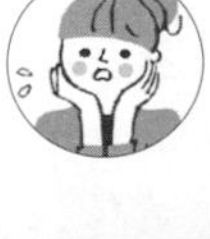

✱提醒他們還有其他多樣的選擇

強迫型人格障礙者經常使用「一定」、「必須」、「無條件」之類的詞彙，在行為方面也是一樣。我們可以認同強迫型人格障礙者的想法或方式，但同時也要提醒他們還有很多選擇的餘地。如同人生百態，每個人的工作模式各不相同，因此，在需要分工合作的事情上，必須懂得配合組員的節奏來調整自己的方式。把事情做得完美固然重要，但如果交期迫在眉睫，就必須讓他們知道工作在達到一定標準後，就可以進入下一個階段。

✱對他們的失誤給予寬容

完美主義的傾向往往源自於對「犯錯」的恐懼，他人的視線、害怕被指責等等，都可能使他們的強迫行為變本加厲。帶有親切感的講解、適當的工作安排、對業績成果的溫暖稱讚，或是深思熟慮後才給出的回饋，都會使他們活得更加自由。

✱明確地與對方進行溝通

如果需要面對具有強迫型人格障礙的客戶，最好用具體的數據或結果進行說明，可以避免雙方產生誤會；或者在事情開始之前，先明確定出界線也是不錯的戰略。患有強迫型人格障礙的客戶，很有可能為了自身利益胡亂殺價，或是要求提供過多的額外服務。

✱降低自己對情感交流的期待

倘若遇到具有強迫型人格障礙的主管，最好不要期待自己能夠與他進行情感方面的交流。因為他們很少對其他人的處境產生共鳴，也吝於表現出感激和溫暖的話語。就像在金錢方面相當小氣一樣，他們在情感方面也十分刻薄。

✱不要因為對方而懷疑自身價值

強迫型人格障礙者會用自身標準來評價對方的能力，如果達不到自己定下的基準，就會有看輕對方的舉動。他們要求你過度犧牲，並且在你無法滿足期待時，會有貶低你的行為出現。假如患有強迫型人格障礙的是主管，難以完全無

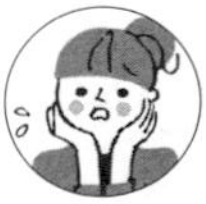

視其評價的話，就必須懂得不因對方的言論而懷疑自身價值。此外，找機會避開對方也是一個可行的方法。

應對方法……

如果自己是強迫型人格障礙者……

✱樹立現實性的目標，提升執行速度

必須懂得拋下「完美主義有助於實現目標」的強烈信念。追求完美主義的人，通常只把焦點放在單棵樹上，導致自己沒有餘力放眼眺望整片森林。此外，人不可能做到十全十美，若制定不切實際和過高的目標，只會將自己逼入絕境；當他人達不到標準時，自己也會因此對其橫加斥責與怒罵。這樣的性格，不僅會給自己帶來沉重的壓力，也會讓周邊的人害怕與你共事。

在工作開始之前，你經常花太多時間思考和準備，如果從同事的立場來看，會覺得你做事拖拖拉拉，然後在臨近交期時才匆匆忙忙地趕工，或者總是會在

終點前直接放棄。接到一份作業時，若等到完美地準備好才著手進行，在時程的安排上經常都會太遲。因此，當內容的輪廓定下來之後，就應該一邊進行、再一邊補足和修正。寫報告書時也一樣，就算還沒有備齊所有材料，也應該要考慮到交稿日期，先把手邊查找資訊的工作停下來，開始進行內容的撰寫。

✱尊重每個人不一樣的生活方式

每個人所處的環境、面臨過的考驗各不相同，在生活經驗當然也會產生差異。一路上你努力地生活，於是造就現在的你；在你身邊的那個人，也是以自己的方式才立足於眼下的位置。就算你對他的形式、生活態度、價值觀等感到不滿，那也是他個人的選擇，不要將自己的模式強行套用在對方身上。在這世上有各種各樣的生活方式，沒有所謂的誰對誰錯，因此，你想強加在對方身上的個人模式，也並非是唯一正解。

對你而言，「～必須做」、「～不能做」的界線非常明確，倘若無法遵守，就會升起罪惡感和憂鬱感。此外，你經常要求他人必須怎麼做，試圖約束並控制對方，如果行不通的話，就會感到憤怒和輕蔑。「你怎麼能遲到？」、「你

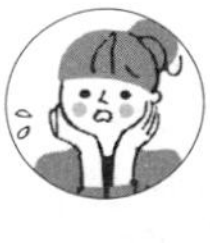

負責的業務都還沒收尾，怎麼能就直接下班？」當然，這些話都沒有錯，但是必須懂得根據情況和立場給予緩衝的空間。倘若可以擺脫「～必須做」的壓力，就能更為從容與自由。

當腦海中興起「一定要～」的念頭時，就試著在心裡回答看看這兩個問題：「為什麼必須做？」、「一定非做不可嗎？」

試著把「非做不可」轉換成「希望可以～做」、「能～做就好了」，雖然我們可以進行規勸，但同時也必須承認，最終的選擇權是在對方身上。

將自己過去在職場或家庭強烈主張的事例，套用到下頁表格中思考看看吧！

✱擴展生活的餘裕

強迫型人格障礙者中有很多工作狂，幾乎不怎麼培養興趣或從事休閒活動，包括與家人的互動在內，於人際關係方面也多是將其最簡化。因為思緒已經被工作佔滿，所以很難讓自己好好地放鬆休息。週末只要看一下電視，就會開始覺得：「是不是太浪費時間了？」想要從事休閒活動，又會認為：「現在不是

你的要求事項	舉例：在公司裡要求組員們上班時不能穿短褲
為什麼必須要做？	工作時的服裝必須乾淨俐落，穿短褲對客戶很不禮貌
一定非做不可嗎？	不是！ 比起講求乾淨俐落，工作時的服裝只要不是非常邋遢，活動時舒適、方便才更重要，而且也有看起來整齊、簡潔的短褲。平常和客戶碰面的時間不多，只要不是太誇張的風格，在不用面對客戶時穿短褲也無妨。

你的要求事項	
為什麼必須要做？	
一定非做不可嗎？	不是！

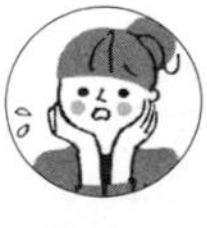

享受的時候！」就連聚會也總以「忙完之後再見面」為由不斷延期。對強迫型人格障礙者而言，「悠閒時光」絕對不會有到來的一天，因此，建議每天至少要找一項能讓自己消除緊張的休閒娛樂。

✱積極正向地思考

強迫型人格障礙者經常會在小失誤上糾結，而錯失其他積極的面向。因為總是只找出錯誤並加以指責，看不到那些值得肯定的地方，這種傾向不僅會讓自己感到疲憊，也會讓周圍的人覺得心累。在做出一項批評時，也一併說說看對方的優點吧！例如下屬提交的報告似乎有些地方需要補強，這時除了指出對方需要修改的部分，也應該試著找找看內容中寫得不錯的地方，把優點一起告訴對方。對自己也是一樣，與其一味追究不圓滿的地方，不如多想想做得好的一面，多給自己一些鼓勵。若用文字記錄來實踐上述的方法（參考下頁），效果會更加顯著！

今日事件	會議進行了兩小時，但最後沒討論出任何結果就草草結束
需改善的地方	應該提前把會議的討論事項發給大家，請與會者先思考一下，再正式進行會議
做得好的部分	盡量地把發言權丟出去，平時不太提意見的朴代理和金主任也發表了自己的看法。 雖然最後沒有得出結論，但組員們已經充分理解這個專案的宗旨及重要性。

今日事件	
需改善的地方	
做得好的部分	

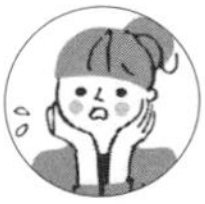

✱稍微卸下自己的義務感與責任感

不管是什麼樣的事，強迫型人格障礙者一旦踏出去，就必定會堅持到最後，或者盡可能地做到最好，因此很難真正享受某項事物。就算是出門旅行，也會因為行前準備做得太過認真，在出發前就已經感到疲憊。然而，並不是建議你只要「得過且過」就好，而是希望你能嘗試從「非做到不可」的義務感中擺脫。

有些人會認為，只要翻開了某本書，就一定得讀到最後一頁。這樣的想法固然很好，但是這種「非做到不可」的堅持，可能會讓愉快的閱讀時光變成折磨，甚至讓人連第一頁都不敢翻開；「不管是什麼樣的聚會，只要去過一次，以後就必須固定參加」，假如保持著這樣的義務感，那麼該聚會就將成為一種負擔。

「能～做當然很好」，像這樣試著把想法轉換一下如何？把書讀到最後一頁當然很棒，但看不完也無妨；聚會當然是盡可能參加，但如果情況不允許，就算會挨罵也沒必要勉強自己。唯有如此，方能在行動中變得自在，真正去享受其中的樂趣。減少過度的責任感與義務感，反而能看清行為的本質。

✱選擇能夠發揮能力的職業與職務

如果從事檢察官、警察、軍人、醫師、排版校對、科學搜查官等在精神、社會、道德方面要求完美的特殊職種，就很可能得以展現出自己的理想面貌。

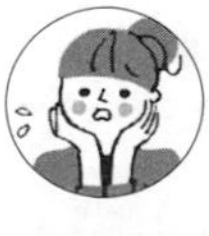

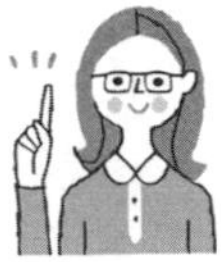

「就喜歡一個人獨處！」

孤僻型人格障礙

孤僻型人格障礙的觀察重點

在下列的項目中，如果符合四個以上，就很可能是患有孤僻型人格障礙。

1. 對親密關係感到抗拒與排斥，包括成為家庭的一員。
2. 除了家人以外，沒有值得信任的朋友或對象。
3. 總是選擇獨自行動。
4. 對性關係幾乎毫不關心。
5. 幾乎在所有領域裡都很少有享受的事物。

6 對於他人的稱讚或非議毫不關心。

7 在情感方面十分冷漠、無動於衷，且顯得枯燥乏味。

〈S工業園區　工程師　崔○○科長之訪談〉

崔科長：我對自己現在的工作很滿意。進公司兩年後，就被分配到這裡，目前已經待了約五年。這個職位大家都很抗拒，但我自己很喜歡，好像找到了屬於我的位置。

鄭博士：哪個方面讓你很滿意呢？

崔科長：這個職位是負責森林資源運用的計畫和管理，工作地點位於郊區的外圍，幾乎沒有什麼人，非常安靜。我討厭人潮擁擠的地方，喜歡一個人安靜獨處。

鄭博士：和同事們相處得如何呢？

崔科長：辦公室裡除了我之外還有兩位同事，但只有我待得最久，其他兩名人員經常調動。而且我們在工作上沒有交集，所以彼此也不太熟。

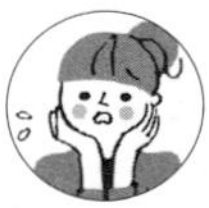

鄭博士：可以問問看你的家庭狀況嗎？

崔科長：結婚大概已有七年了。婚後不到三個月我就被分配到郊區，從那之後，我們就一直只有週末才見面。因為距離很遠，所以我大約一個月回家一次。

鄭博士：和妻子是怎麼認識的呢？

崔科長：我本來沒有打算成家，但因為我是長子，所以就在父母的勸說下結婚了。從相親到結婚只花了七個月的時間，但這並不代表我們之間有什麼大問題。不過，妻子有表示我缺乏共感能力……說她很難和我溝通。

鄭博士：對於妻子的反應，你有什麼想法？

崔科長：因為她經常提起，所以我也想試著去體會他人的立場，但總是不太順利。其實我不太懂「共鳴」是什麼……我想按照現在這樣繼續生活下去就好。她說的那些其實我覺得很麻煩，所以退休之後，我也打算一個人到山上過日子。

剖析孤僻型人格障礙

孤僻型人格障礙的特徵，是對社會關係缺乏關心、傾向於獨自生活、內心封閉、在情感方面冷淡等。在全世界的人口中，大約有百分之一～百分之三的人具有孤僻型人格障礙，男性患病的情況較女性多，且通常會持續一輩子。此外，孤僻型人格障礙者患有憂鬱症的情形相當普遍，也經常會同時具有偏執型人格障礙、畏避型人格障礙或思覺失調型人格障礙。孤僻型人格障礙者在兒童期和青少年期時，會開始出現孤立、友誼貧乏、在校成績落後等情況。且兒童時期的孤僻型人格障礙，經常伴隨有孤獨、無感、情緒超然、過度敏感、溝通模式異常和想像怪異等徵狀。

觀察重點1

對親密關係感到抗拒與排斥，包括成為家庭的一員

孤僻型人格障礙者中單身的居多，若有婚姻也通常是仰賴他人引薦。他們對子女漠不關心，也不太願意參與家庭活動。站在配偶和子女的立場上，會因為

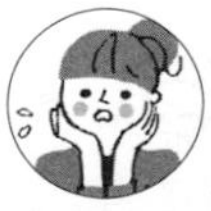

難以與其形成親密關係而感到不好受，但孤僻型人格障礙者不僅沒有意識到親人的痛苦，還覺得事不關己。對於家人經常要求的關懷與熱情，他們只覺得是種負擔。而職場同事們則表示，孤僻型人格障礙者平常話不多、冷淡，且總是刻意保持距離，是很難親近的類型。孤僻型人格障礙者的確話語簡潔，對周邊的人和環境都毫無興趣；他們不喜歡經營人際關係或參與社會活動，偏愛獨來獨往。如果碰到不得不與人接觸的情況，他們也只會維持表面或形式上的關係。此外，若周邊有人企圖干涉、侵犯自己的領域，他們的反應會非常敏感。

觀察重點2
除了家人以外，沒有值得信任的朋友或對象

孤僻型人格障礙者對發展親密關係的機會漠不關心，身為家庭或社會團體裡的一員，卻時常得不到滿足感。比起與他人共度，他們更享受一個人的時光。在社會上經常遭受孤立，或者是個徹徹底底的「孤獨者」。

韓劇《今生是第一次》的男主角南世喜（三十八歲）是位資深的APP設計師，他不僅個性冷淡，臉上也幾乎沒有任何情緒。在他的思維裡，認為「人類絕對無法滿足彼此，所以不給他人帶來傷害才是上策」，同時也覺得結婚是「為了維持生產的強迫性社會制度」，對自己沒有任何必要。他每天回家後就獨自喝著啤酒，享受觀看足球比賽的樂趣，一個人的生活讓他感到輕鬆，因此他也不會花力氣去經營沒必要的人際關係。從某種角度來看，這似乎是一種實惠型的個人主義，但卻是韓國社會典型的「自願性孤獨者」，或稱為「蠶繭族」。在這些人的身上，經常可見孤僻型人格障礙的特徵。

觀察重點3
總是選擇獨自行動

對他人毫無關心，偏愛一個人行動，在與世隔絕的生活中反而得到更大的安全感。在韓國綜藝節目《我是自然人》中，就呈現各種人們過著最低限度的社

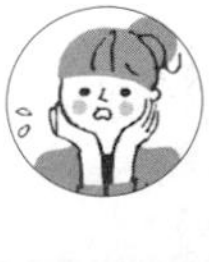

會生活，獨自在偏遠地區度日的模樣。他們大部分的飲食都是自給自足，幾乎沒有智慧型手機等能夠與社會連結的工具，短則三～四年、長則超過四十年，一直以這樣的狀態生活在山裡。雖然每個人選擇離群索居的原因各不相同，但大部分的受訪者，都對自己徹底與社會隔離的生活感到滿足。不是暫時地前往休養，而是一個人自我孤立地生活數年，這樣的日子對一般人來說並不容易。

孤僻型人格障礙者在職場上時，獨自作業會取得更好的成績，並且能在心理方面找到安定感。如果在工作上被要求經營人際關係，他們的業績成果可能會明顯低落；相反的，他們在與社會隔離的狀態中，工作效率反而會大幅提升，像是夜間保全、守山人、山林管理員、修女、僧侶、藝術家、貨車司機、郵差或宅配員、圍棋棋手、燈塔看守員等。近來，不需要與人們直接互動，只要依靠電腦就可以進行的工作愈來愈多，而且也能在自己的領域裡充分獲得認可，像是程式設計師、研究員、作家等就屬於這一類。英國的動物學家珍・古德（Jane Goodall）為了研究黑猩猩，獨自前往非洲的自然保護區，當時的她只有二十五歲左右。在此後的十多年裡，她每天都在密林中尋找黑猩猩的足跡進行研究。透過這些記錄，她發現黑猩猩喜歡打獵和肉食，還會為了狩獵而製作或使用道具。能夠一個人持續進行研究超過十年，當中固然飽含對學問的熱情及對動物的好奇，但是，如果沒有孤僻型人格障礙的傾向，這幾乎是很難實現的。沒有可以分享日常對話與情感的對象，獨自一人在密林裡生活，喜怒哀樂的情緒必須比一般人遲鈍才有可能達成。

玄先生在取得博士學位後，就進入K政府機關擔任資深研究員。兩年後，隨著組織的改編，玄先生突然被調派到企劃室。比研究室更加緊繃的氛圍與熾烈的競爭，讓患有孤僻型人格障礙的他突然病況加重，最終只好留職停薪。

觀察重點4
對性關係幾乎毫不關心

孤僻型人格障礙者對所謂的愛情、性或婚姻等漠不關心。由於他們對異性興致缺缺，所以大多會一直保持單身；就算步入婚姻，通常也是透過相親或介紹，且戀愛時間非常短暫。這是因為他們的社交技能不足，且對性經驗缺乏欲望，更討厭他人介入自己的生活。於是，他們對異性之間的愛情，也只侷限在肉體上的滿足，渴望建立排除真實情感的性關係。

觀察重點5

幾乎在所有領域裡都很少有享受的事物

就像沒有人生規劃或目標一樣，過著沒有活力、缺乏熱情的生活。即使具有實力，也不會為了爬上更高的職位、領取更高的年薪而換工作，或者積極地提出要求。就算面對不利的環境，反應也經常十分被動，對自己眼下的生活沒有太大的不滿。只要不必與他人互動，就沒有什麼特別排斥或熱衷的事物。因此，就他人的立場來看，也許會認為「那樣的單位怎麼有辦法待上數十年」，但對孤僻型人格障礙者而言，卻不覺得有什麼困難。他們從來沒有深思過自己想要什麼、人生是為了什麼而活，且對於金錢、名譽、權力等欲望低下，過著清貧的日子，即使有錢也不會想打扮自己，對名牌商品也毫無興趣。

觀察重點6
對於他人的稱讚或非議毫不關心

對他人的稱讚或指責完全無感，看不出任何情緒反應。對於直接朝自己而來的挑釁幾乎不為所動，甚至也不會發洩出憤怒，給人一種情感冷漠的印象。有一些人因為覺得不自在而討厭與人共處，甚至想一個人生活，於是便懷疑自己是不是患有孤僻型人格障礙。如果想確認自己是不是孤僻型人格障礙者，請認真地設想一下：在聽說自己被別人暗地指責時，心中會作何感受？若自己馬上就感到生氣的話，便不屬於孤僻型人格障礙，因為孤僻型人格障礙者即使聽到他人的批評或辱罵，也絲毫不會放在心上。不管他人對自己是褒是貶，他們都沒有任何感覺。

觀察重點7
在情感方面十分冷漠、無動於衷，且顯得枯燥乏味

孤僻型人格障礙者很少會有情緒激動等反應，在情感方面相當冷淡且不為所動。不僅很少表現出喜悅、悲傷、憤怒等情況，也不太會感受或體驗到這些

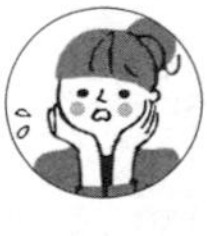

情緒。不過，他們雖然很少因為羞愧或自責之類的情感而陷入痛苦，卻會在講求人際互動的場合中明顯露出焦慮。孤僻型人格障礙者非常不善於表達感情，面對他人微笑、點頭之類的表情或動作，他們幾乎沒有任何反應。在與他人對話時，往往採取漠不關心、快速句點的態度；在內容和形式方面，則是可能會突然冒出奇怪的話，或者表現出不當的情緒。孤僻型人格障礙者無法進行帶有情緒的對話，也很難以各式各樣的方法傳達含有複雜意義的言語。在韓劇《祕密森林》的男主角黃始木身上，可以看到許多孤僻型人格障礙者的特徵。他的表情幾乎不會透露出任何情緒，說話時也相當簡短單調，經常被人評價為「冷血」，人際關係可謂非常貧瘠。此外，不論處於何種情況，他都能維持無感動、無情感的狀態。但嚴格來說，黃始木並不能被稱為孤僻型人格障礙者。因為診斷人格障礙的前提，是該症狀的發生沒有受到其他醫學治療的影響，而在劇情設定裡，黃始木幼年時期對聲音過度敏感，以手術切除了部分大腦。換句話說，他是「因為其他的醫學治療而引起性格變化」。由於男主角表面的特質有助於理解孤僻型人格障礙，所以才在這裡特別提出來供大家參考。

找出孤僻型人格障礙的原因

根據研究指出，如果家人或親戚中有人罹患思覺失調症或孤僻型人格障礙，那麼患病的機率就會比一般人高。特別是父母患有思覺失調症的話，孩子在成長過程裡，因為少有機會從父母身上學到經營人際關係的方法，又經常處於情感冷漠的環境裡，所以患有孤僻型人格障礙的機率較高。

此外，孤僻型人格障礙的產生有很多是來自於父母養育方式不當、冷漠或放任等，尤其是無法與母親形成最基本的依戀關係。孩子的不愉快（情感壓抑）、情緒不安（過度的受害意識）等父母雙方都有責任，如果覺得孩子的集中力下降，就可能和「孤僻性」有關，父母必須檢視一下夫妻在吵架時，是不是頻繁地出現扔擲東西等過度激烈的表現。除此之外，流於形式化、氣氛僵的家庭也是孤僻型人格障礙產生的原因。意即家人們雖然不會吵架，但缺乏情感表達，彼此只進行最少、最基本的互動，就像是只有同居關係的陌生人一般。這樣的家庭氛圍，會讓孩子形成社會不適應、麻木、無感、缺乏親和力等根深蒂固的性格。此後，更會進而出現社會能力衰退，也就是不願面對人群、不想出門之

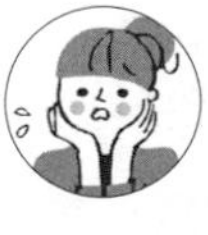

類的傾向。因為覺得依戀會讓人陷入痛苦，所以他們會做出防禦性的行為，且為了彌補在社交方面的缺憾，他們會追求夢幻般的生活，埋首於比現實世界更能獲得滿足的幻想之中。這些特徵有可能出現在智商一般或非常優秀的兒童身上，在語言發展遲緩時也可能發生，並且與各種輕微的自閉症相關。

應對方法…

如果身邊有孤僻型人格障礙者……

孤僻型人格障礙者在需要和他人建立關係時，因為開始被眾人孤立，而逐漸成為了遠離社會的存在。他們即使不經營人際關係，在日常生活上也不覺得有任何不便，因此不會自發性地去接受治療。

✱置之不理

對方因為獨來獨往而感到幸福，覺得「他看起來很孤獨」其實是你的錯覺。

一整天沒有和任何人說話、一個人吃飯、不參加聚餐等，就算沒有人注意到他的這些行為，他也絲毫不會在意。你愈是強行將他拉進朋友圈，反倒讓他覺得愈疲憊。如果他一個人行動對你的工作沒有影響，就那樣放任不管也無所謂。就算你置之不理，他也會把自己負責的業務做好。

✱減少面對面的互動

如果因為工作關係，需要持續與對方保持聯繫的話，用電子郵件或通訊軟體這類的方式會比較合適。特別是隨著技術發展，在用文字訊息交流普遍化的時代，對講電話感到負擔的人也大幅增加。孤僻型人格障礙者在接到辦公室或公務手機打來的電話時，心理上會產生巨大的壓迫感。如果你的下屬職員中有人罹患孤僻型人格障礙，就應該盡量安排不必與人接觸的工作給他。因為他的情緒很少會起伏不定或變化無常，擁有數十年如一日的穩定性，所以只要分配合適的職務給對方即可。

✱緩慢地接近對方

如果想與對方維持良好關係，最好是利用長時間慢慢地接近，且盡量不要問

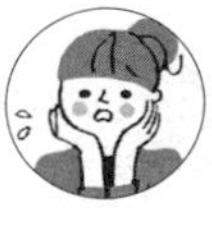

對方私人的問題。身為同事，要懂得尊重對方的世界，不隨意侵犯個人領域。當然，有可能過了很多年對方還是一樣冷淡，千萬不要因此而過度失望。

應對方法

如果自己是孤僻型人格障礙者……

✱選擇人際互動較少的職業

對於孤僻型人格障礙者來說，長期處於需要人際互動的環境反而會助長病症。只要不必頻繁與他人交際，孤僻型人格障礙者因為沒有太大的情緒起伏，在需要持續努力以取得成果的工作上佔有優勢。不要認為「面對工作，辛苦也是無可奈何的」，應該盡量尋找符合自己性向的職業或工作環境。

✱培養社交技能

因為自己完全感受不到任何不便，可能覺得沒有改善的必要，但隨著時間流逝，在這個共同生活的世界裡會愈來愈被孤立。孤僻型人格障礙者在和他人共處時，只把焦點放在自己的厭煩和無趣上，不管是友情、戀愛還是同事之誼，都應該盡可能去了解對方是如何看待自己的。此外，也要懂得掌握具體的技巧以提升社交能力：像是學習從他人的形象中找出優點並給予稱讚、親切對待和自己身處同一陣線的人、以輕鬆的玩笑來延續對話、設身處地感受他人情緒，進而表達自己的感情等。

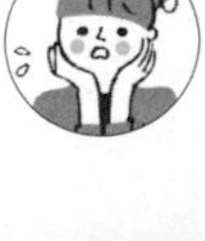

「都沒有人喜歡我！」

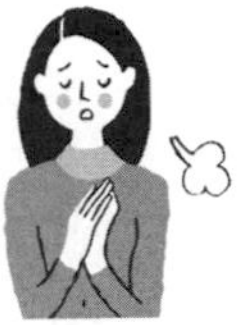

畏避型人格障礙

畏避型人格障礙的觀察重點

在下列的項目中，如果符合四個以上，就很可能是患有畏避型人格障礙。

1. 覺得自己缺乏社會性、沒有魅力，和他人相比之下感到自卑。
2. 與人往來時，總是擔心自己會不會被指責或拒絕。
3. 在親密的關係中也會感受到羞恥，或是因為害怕被嘲弄、丟臉而小心翼翼。
4. 若不確定對方是否喜歡自己，就會盡量避免與其來往。
5. 因為害怕被拒絕、反對或責難而逃避職場活動，包括與重要的人交往等。

6 覺得自己不夠好，所以總是避開認識新朋友的場合。

7 不願意在人前露出驚慌的模樣，因此排斥參加新活動，或是對需要承擔風險的事相當抗拒。

〈M企業　設計組　宋〇〇代理之訪談〉

宋代理：受到眾人關注時會讓我覺得很吃力。平常和朋友們聊天都沒什麼問題，但很奇怪的是，在公司上台報告或是在會議中發言時，就會讓我倍感負擔。因此，在我需要發表自己負責的設計案時，從好幾天前就會開始消化不良。明明就不是什麼了不起的事，只要想成是把自己做的東西分享出去就好了，可是大家同時盯著我看的話，腦海就會陷入一片空白。只要我繼續從事這份設計工作，以後就還是有很多要上台發表的機會……應該找找看其他工作嗎？我該怎麼辦才好呢？

鄭博士：請回想看看，為什麼受到關注時會讓你覺得吃力？

宋代理：有點像是社交恐懼症……嗯……我好像太在意他人的眼光了。其實只要把我的想法表達出來就好，可是每次在講之前我都會想很多有的沒的。像是「這樣講可以嗎？應該不會有問題吧？不對，有可能會被罵。我要講的大家是不是都已經知道了呢？」我很討厭別人在背後說我的壞話，有時會覺得後輩們好像暗地裡在嚼舌根，說我都升到代理了，發表的內容怎麼只有這種程度……

剖析畏避型人格障礙

畏避型人格障礙指的是對他人給予的負面評價過度敏感，以及在社會環境裡過分壓抑自身情感，產生格格不入的感覺，以致於開始逃避面對人際關係。在與人交往的過程中，因為突然意識到自己的現狀，從而暫時性地迴避與他人聯繫，這種現象不算是患有畏避型人格障礙。如果在所有的人際關係及日常生活裡，迴避已經成為一種習慣，或是從青少年時期就有迴避的傾向，且一直延續到成年之後，就有必要檢視一下是否為畏避型人格障礙患者。全世界約有百分之三的人患有畏避型人格障礙，其中男性與女性的佔比幾乎相同。

觀察重點1

覺得自己缺乏社會性、沒有魅力，和他人相比之下感到自卑

認為自己沒有魅力，是個微不足道的人，就算達成了某項成就，也會覺得「那不算什麼」而自我貶低。自我判斷在社會上是個「不合格的人」，被排擠或拒絕時，總會把原因歸咎到自己身上。對自身的態度非常嚴格，已經超過了「自我批判」且達到「自我貶低」的程度，經常對自己進行不必要的虐待。以小說《挪威的森林》聞名全球的日本作家村上春樹，曾表示「討厭人們在看到我的模樣後覺得失望」，因此相當抗拒在媒體上曝光。避免任何會讓自己受傷的情況，這是相當典型的畏避型人格障礙症狀。

觀察重點2

與人往來時，總是擔心自己會不會被指責或拒絕

畏避型人格障礙者會擔心被他人批評或拒絕，為此陷入糾結與執著，且相當介意別人會如何評價自己。他們經常豎起敏銳的觸角，去觀察對方是否喜歡、肯定自己，不斷地關注他人反應。但嚴格來說，他們並不是在乎對方，而是在

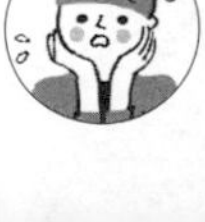

意「別人眼中看到的自己是什麼模樣」。因此，他們會在對方的每一個小動作上賦予意義，並且不遺漏任何一個細微的表情變化。畏避型人格障礙者在表面上經常露出對他人毫不在意、漠不關心的樣子，就像是在證明「我並沒有對你格外上心，也不覺得你特別重要」一般。然而，俗話說「強烈的否定其實就等於肯定」，他們的這些行為舉止，恰好顯示出內心的想法：「我因為你而受到諸多影響」。他們對每一個可以忽略過去的細微情緒都過度敏感，因此很難自然地與他人互動。就連咖啡店工讀生、便利商店職員等偶然相遇的關係，他們也會非常在意自己在對方眼裡看起來如何。

觀察重點3
在親密的關係中也會感受到羞恥，或是因為害怕被嘲弄、丟臉而小心翼翼

自尊感低落，對他人的反應過度警戒，帶給人一種十分敏感、小心謹慎的感覺。畏避型人格障礙者會因為他人對自己的批判、帶有偏見的話語等而極度受傷，最害怕受到負面評價。此外，如果自己的故事被拿來當成玩笑，或因此而

被戲弄的話，畏避型人格障礙者會感到強烈的羞恥。在同學會或公司聚餐等場合，若自己成為了話題對象，就會覺得非常不自在。雖然在場的大部分人都認為只是輕鬆的玩笑，但畏避型人格障礙者卻會受到很大的創傷，進而排斥參加下一次聚會。在人際關係中受到譴責或拒絕時的恐懼與不安，會令畏避型人格障礙者難以承受，因此他們經常築起高牆來隱藏自我。

觀察重點4

若不確定對方是否喜歡自己，就會盡量避免與其來往

畏避型人格障礙者必須先確定對方對自己有好感，才會想進一步與其碰面。此外，若不曾在團體中反覆獲得寬厚的支持與照顧，他們就不會想要參與團體活動。如果對方露出一丁點討厭自己的意思，畏避型人格障礙者就會感到失望和羞辱，並且拒絕與對方來往，以致於失去參與社會活動或培養人脈的機會。最終，他們會因為在人際關係的經營上遇到困難而倍感痛苦，自尊心也容易受傷，甚或會決定遠離人群，獨自過起隱遁的生活。畏避型人格障礙者極度懼怕他人給予的負面評價或反饋，因此，他們對於別人一點小小的反應與表態都十

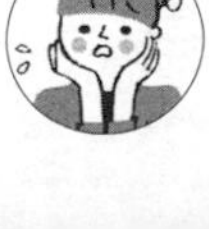

分敏感，並且會針對一些細節擴大解釋。而這樣的特質，與偏執型人格障礙者在某些層面上很相似，也可能會伴隨有憂鬱症、焦慮症或對他人的憤怒等。在職場方面，畏避型人格障礙者較難從事講求人際互動的行業。

H企業的吳姓員工（男，二十七歲）因為人際關係的問題，從大學時期開始就經歷許多困難。一般而言，到高中為止在學校都會有分配好的班級、座位及同伴，由於在指定的空間裡有與自己頻繁互動的朋友，所以就算在人際關係上表現得消極、被動，也不會形成太大的問題。學生只要按照校內訂好的時間表行動，專注在學習和讀書上即可。不過，到了大學之後就完全是另外一個世界。如果沒有積極地去交朋友，不管是上課、空堂，還是午餐時間，都必須自己一個人度過。吳先生的情況就是如此，尤其是中午吃飯時自己完全沒有人陪，那段時間對他來說相當痛苦。因為不想讓其他人看到自己獨自用餐的模樣，所以他經常省略午餐不吃。接著，他開始會到便利商店購買微波速食，然後獨自蹲在廁所裡解決一餐。進入職場後，吳先生與其他人格格不入的情況依然沒有改善，且更大的問題是，他非常害怕受到上司和前輩的指責或訓斥。最後，在進公司滿八個月時，他由於長期無故曠職而遭到解聘，起因是自從被上司責備的第二天開始，他就不再回應任何打來的電話或訊息。而吳先生在談戀愛時，和女友之間只要產生問題，他就會突然搞失蹤，為此經常和女友爆發更大的爭執。吳先生的朋友也表示：「他常常會忽然不跟任何人聯絡，然後待在家裡好幾天都不出門。」

觀察重點5

因為害怕被拒絕、反對或責難而逃避職場活動，包括與重要的人交往等

預設正在交往的對象會指責或討厭自己，並認為他人是危險的存在。因此，在與人見面時，畏避型人格障礙者會仔細觀察對方的反應，如果感覺到有一丁點的負面言論或行動，就會針對該部分誇大解釋，斷定對方一定是不喜歡自己。相反的，他們看不見別人所表現出來的正向言論或態度，經常漠視或予以忽略。

而這樣的想法，自然會造成他們逃避參與社會活動。也就是說，畏避型人格障礙者懼怕他人的反應與態度，因此在與人來往時會陷入不安與憂慮，進而迴避參加與人見面的場合或活動。當然，如果具有這樣的問題，勢必會在社會適應與人際關係方面產生嚴重影響，而社交恐懼症就是畏避型人格障礙者非常典型的症狀。

W中堅企業經營支援組的陳小姐（二十五歲），在與同事們親密相處，或者成為眾人矚目的焦點時，總是會感到十分焦慮。在會議上發言、偶爾的業務發表會等，也會讓她陷入極度的緊張狀態。雖然進公司已超過三年，但除了自己的組員之外，她幾乎沒有認識其他部門的人，在小組內私下較熟稔的同事也僅有一名。全公司一年一度的研討會對她來說是巨大的負擔，且年度義務培訓有許多工作必須和同事一起進行，因此，她後來幾乎都改用線上的方式來替代。

觀察重點6

覺得自己不夠好，所以總是避開認識新朋友的場合

畏避型人格障礙者最主要的情感為「羞恥心」。他們的羞恥心與對自己的負面認知有關，而為了遠離「羞愧」這樣令人不快的情緒，他們會試圖迴避人際關係方面的交流，或者讓自己暴露在大眾面前等情況。就算對某人感興趣，他們也會害怕被拒絕而不敢主動接近對方。不過，畏避型人格障礙者不願面對這樣的自己，只會認為「我不喜歡與人來往」、「那個人也沒什麼了不起」。

觀察重點7

不願意在人前露出驚慌的模樣，因此排斥參加新活動，或是對需要承擔風險的事相當抗拒

畏避型人格障礙者對於陌生的情況，即新的場所、新的嘗試、初次見面的人等會感到相當不自在，因為意想不到的事件會讓自己犯錯的機率增高，隨之而來的責難也令人難以承擔。因此，為了避免落入慌張或尷尬，他們會選擇停滯在自己熟悉、擅長且安心的領域，並且逃避承擔任何責任。畏避型人格障礙者

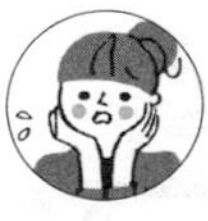

不管走到哪裡，都會盡可能將自己變成局外人，絕不讓自己成為舞台的主角，所以在找工作或是需要承擔責任的事情上，經常會遭遇很大的困境。

在職場上，如果想讓畏避型人格障礙者負責有升遷機會的重要工作，他們也會以各種藉口來加以閃躲。因為他們非常畏懼自己做的事會出問題，導致一連串的批評與指責接踵而來，且他們在心理方面的重建非常緩慢，於是會盡可能地避開重擔。

P集團子公司的戰略企劃組朴科長（女，四十歲），對自己目前的工作非常滿意，也不會試圖主導任何活動。和公司同事親密互動只讓她覺得不自在，因此，朴科長會刻意避開聚餐等社交聚會；就算勉強出席，也只會安靜地縮在角落，然後待一陣子就離開。一直以來，朴科長都默默埋首於自己負責的業務。

不久前，組長詢問她是否有意擔任新專案的PM（Project Management，專案經理），但是她卻婉拒了對方的提案。組長對朴科長的反應感到非常訝異，因為擔任 PM 的經驗對職涯十分有益，甚至還有組員私下前來請纓。而且與朴科長同期的同事們，都已有多次擔任 PM 的經歷。

找出畏避型人格障礙的原因

感到不安時就會想迴避，這是人類與生俱來的本能。畏避型人格障礙者在人際關係中最先感覺到的情緒是不安，而非愉快或安全感等，原因很可能是年幼時期在人與人交往的過程中，經歷了負面情感而留下創傷後壓力症候群。

首先，很多畏避型人格障礙者是小時候經常遭到父母拒絕。天性挑剔的孩子脾氣比較焦躁、固執，因此受到父母責備或叨念的情況也比一般孩子多。最後，持續被父母否定的孩子，具有畏避型人格障礙的可能性就非常高。形成逃避型依戀的孩子，對母親幾乎不會表現出撒嬌或糾纏的行為，而是經常一個人玩耍度日。如同瑪麗・愛因斯沃斯（Mary Ainsworth）的「陌生情境測驗」（Strange Situation Test）中所示，逃避型依戀的孩子即使面對母親突然消失，也不會有任何特別的反應，與不斷尋找媽媽的安全型依戀有很大差異。然而，如果對表

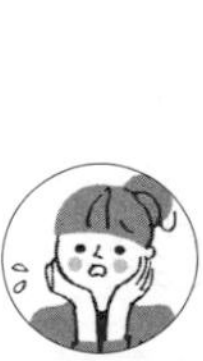

面上漠不關心的孩子進行心跳監測，會發現他們在知道母親消失之後，心搏數變得非常不穩定。也就是說，孩子並非不在意母親的消失，而是刻意裝得若無其事，因為他們認為自己就算哭鬧也不會被父母接受。

此外，孩子若是經常被拿來和兄弟姊妹比較，或者曾經在學校被排擠過，就很容易將自己做不好的事實內化。最終，他們會為了減少被指責或嘲笑的可能性，而盡量降低與人接觸的頻率，不僅不太願意交友，就算想交友也經常會遇到困境。長大之後，他們會對人際關係的經營漠不關心，並且畏避親密關係的形成。

類似且容易混淆的其他症狀

✱畏避型人格障礙VS.社交恐懼症

畏避型人格障礙和社交恐懼症經常被拿來比較，甚至還有人主張兩者是同一種病狀，可見要明確區分其中的差異十分困難。以「想要與他人建立關係，但

比較	與畏避型人格障礙的共同點	與畏避型人格障礙的差異點
社交恐懼症[7]	・希望與他人往來，但因陷入極深的恐懼，經常在維持人際關係方面遭遇困境 ・膽小且多慮	**畏避型人格障礙** ・難以找到確切的導火線 ・經常感到自卑 ・排斥向親近的人吐露情感 **社交恐懼症** ・在經歷特定事件後所導致 ・在非社會情境中，偶爾也會感到自豪 ・與親近對象在情感交流方面沒有困難

基於自身的恐懼而困難重重」這點，畏避型人格障礙和社交恐懼症是相同的。此外，在膽小、多慮這一點上，兩者也非常相似。

不過，畏避型人格障礙對人際關係的不安全感，通常始於兒童期或青少年期，形成時間較早，且很難確切找出誘發原因；而社交恐懼症一般是在大眾面前有過手足無措的慌亂經驗，或者經歷過類似的事件後才導致。另外，畏避型人格障礙者普遍認為自己缺乏魅力，在很多情況下都會感到自卑；相反的，社交恐懼症在不用面對社會的情況下，偶爾也會對自己感到驕傲。最

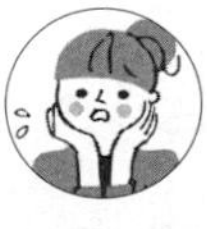

比較	與畏避型人格障礙的共同點	與畏避型人格障礙的差異點
偏執型人格障礙	・無法信任他人 ・對他人一點小小的反應或評價都非常敏感	**畏避型人格障礙** ・擔心自己的缺點會遭到批評或拒絕 **偏執型人格障礙** ・懷疑他人有不良企圖

後，畏避型人格障礙者即使面對親近的人，也不願表露自身的情感，而社交恐懼症在與親近之人相處時，於情感表達方面並不會遭遇困難。

＊畏避型人格障礙 VS. 偏執型人格障礙

畏避型人格障礙與偏執型人格障礙的共通點，是兩者都無法對他人付出信任，並且對極小的反應或回饋十分敏感。不過，兩者無法信任他人的理由各不相同：畏避型人格障礙者是擔心一旦暴露缺點，就會招來他人的責罵與拒絕；偏執型人格障礙者則是因為懷疑對方帶有惡意。

7 社交恐懼症：曾有過社交方面的不安經驗，例如在他人面前驚慌失措、露出愚笨遲鈍的模樣等，於是開始迴避各種社交活動，並因此導致社會功能低下的精神疾病。（出處：首爾大醫院醫學資訊）

＊畏避型人格障礙VS.強迫型人格障礙

畏避型人格障礙與強迫型人格障礙的共同點，是兩者都追求最簡化的人際關係，以及無法對他人付出信任。不過，兩者也各有各的出發點。首先，畏避型人格障礙者簡化人際關係的理由，在於對評價相當敏感且缺乏自信；強迫型人格障礙者則是因為完成工作的時間不足，且他們對自己的想法與方式抱有強烈信心，和行動模式不同的人在一起只會覺得不自在。其次，畏避型人格障礙者之所以無法信任他人，是因為覺得對方一定不看好自己；強迫型人格障礙者則是認為只有自己的想法與方式正確，導致對他人的能力感到不信任，難以與人合作或委派工作出去。

＊畏避型人格障礙VS.孤僻型人格障礙

畏避型人格障礙與孤僻型人格障礙的共同點是個性內向、封閉，在人際關係上都會遭遇困難。他們幾乎不和他人來往，會刻意避開與人們共處的場合。不過，畏避型人格障礙者閃躲聚會的理由，是雖然有經營人際關係的欲望，卻總是害怕會不受歡迎或被拒絕，最後就予以逃避；而孤僻型人格障礙者的情況，

比較	與畏避型人格障礙的共同點	與畏避型人格障礙的差異點
強迫型人格障礙	・簡化人際關係 ・無法信任他人	**畏避型人格障礙** ・對批判相當敏感且自信心不足，因而追求人際關係的簡化 ・認定他人不喜歡自己 **強迫型人格障礙** ・時間不足，對不同的行為模式感到不自在，因而試圖簡化人際關係 ・認為只有自己的方式正確

比較	與畏避型人格障礙的共同點	與畏避型人格障礙的差異點
孤僻型人格障礙	・性格內向、封閉 ・人際關係陷入困境 ・刻意迴避與他人互動	**畏避型人格障礙** ・對人際關係存有欲望，但對於被拒絕的恐懼感十分強烈。非常在意他人的視線，有一定程度的溫暖、正向情緒 **孤僻型人格障礙** ・對人際關係沒有渴求，對他人的視線也毫不關心。態度非常冷淡，幾乎沒有積極、正向的情感

則是根本沒有與他人締結關係的渴求。此外，畏避型人格障礙者非常在意別人怎麼看自己，相反的，孤僻型人格障礙者則對他人的視線毫不在乎。前者在與他人建立關係時，會表現出一定程度的溫暖和積極；後者則是非常冷淡，對他人完全沒有任何積極主動的情感。

有一次，我前往某政府機關為職員們講授人格障礙的相關課程，一到休息時間，一位主管就前來找我。他表示自己在取得博士學位後，就一直擔任研究型的職務，每天只要埋首在自己的項目中就好，所以他對工作也感到很滿意。可是在幾個月前，隨著部門改編，他也開始要負責民眾申請的案件，與人應對進退的工作讓他壓力非常大。「課程裡提到的『不喜歡與人來往，獨自工作時可以取得更高的成就』，我覺得那好像就是在講我。」因此，他認為自己似乎屬於孤僻型人格障礙或畏避型人格障礙，但這兩者讓他有點混淆，所以特地前來詢問自己究竟屬於哪一種類型。我回覆道：「目前的資訊還不足以判斷您具有哪一種人格障礙，但如果要從兩者之中排除一個的話，您應該不屬於孤僻型人格障礙那一類。」話一說完，他立刻表示：「啊！真是有點失望。我還想說自己如果是孤僻型人格障礙就好了。但博士您為何如此認為呢？」我的理由很簡

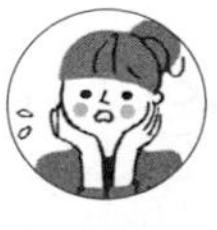

單：「孤僻型人格障礙者，完全不好奇自己在他人眼裡具備何種風格或個性，因為他們打從心底對人際關係毫無渴求。但是您在休息時間特地來找我詢問，可見對此保有一定程度的關心。」他的表情充滿驚慌，覺得自己在人際關係上遭遇困難的理由，「如果不是因為自信不足，而是本來就對他人毫無興趣的話，反倒還可以看起來瀟灑一點」！

應對方法

如果身邊有畏避型人格障礙者……

＊給予溫暖的回饋

對畏避型人格障礙者如果展現出強悍的領導風格，可能會使對方一蹶不振。在對方犯錯時，倘若採取強烈責備、追究的方式，不僅無法鞭策他成長，反而會使對方變得更加萎靡，這點千萬要銘記在心。畏避型人格障礙者在自己犯下失誤時，就算沒有受到嚴厲的責罵，也會過度沮喪、感到挫折，而且還會害怕被討厭而暗自發抖。因此，當對方犯錯時，請輕聲地把對方找來，試著給他溫暖的回饋吧！

此外，平常要盡可能用肯定的語句來幫助他重建自信。發現對方的優點，並讓他有機會將其運用在工作上，如此一來，對畏避型人格障礙者也會產生極大的助益。

✱減輕對方的負擔

畏避型人格障礙者因為對失誤感到負擔，所以非常排斥新的嘗試或活動。記得在分派工作時，對於他們初次擔綱的職務或工作，即便你覺得對方有足夠的能力執行該項挑戰，也不要給予過度沉重的責任和壓力。「失敗的話就準備脫掉制服吧」、「知道我對你賦予很高的期待吧？千萬不要讓我失望」，和一般人比起來，畏避型人格障礙者對這些話會感受到巨大的負擔，以致於事情只要出了一點差錯，他們就會立刻舉手投降，或是乾脆消失不見人影。因此，倒不如用這樣的話來鼓勵對方：「工作如果遇到困難，隨時都可以提出來」、「這份工作對每個人來說都不容易，不要感到過度負擔，先試一次看看吧！」畏避型人格障礙者不希望因自己的關係而搞砸團隊氛圍，基本上都會抱持著「盡最大努力」的心態。

＊耐心等待

畏避型人格障礙者在確定對方是否喜歡自己之前，會有逃避與其來往的傾向，因此，他們無法爽快地與人變親近，也絕對不會主動接近人群。從這樣的角度來看，一開始的確會覺得畏避型人格障礙者冷漠、淡定又無趣，然而，只要給對方充分的時間並釋出善意，就能夠維持平穩的人際關係。

＊避免嘲弄式的玩笑

畏避型人格障礙者即使在親密關係中也會感到羞恥，或者因為怕被嘲笑、丟臉而顯得小心翼翼。因此，面對畏避型人格障礙者時，任何會使對方驚慌的玩笑都應該盡量避免。也許當下你覺得好笑，但對方卻有可能從此將心門緊閉。

應對方法

如果自己是畏避型人格障礙者……

✱對自己寬容一些

畏避型人格障礙者傾向嚴以律己、寬以待人，但如果你能對自己寬容一點，就可以重建自信，也有助於克服對他人評價的恐懼。「做錯了又怎樣？沒有人不會犯錯，下次再做得更好就行了」、「他們討厭我又如何，世界上還有很多喜歡我的人」，懂得像這樣轉換自己的想法非常重要。

✱積極地自我提醒

在著手進行某件事之前，畏避型人格障礙者經常會懷疑自己的能力，並且陷入負面消極的想法當中。這時候，應該要搖搖頭讓自己清醒過來，把那樣的念頭給趕走。另外，還要不斷自我提醒：「到目前為止都做得很好，這次也一定會順利完成的！」比起周圍人的多次激勵，自己給自己的正面能量會更有幫助。

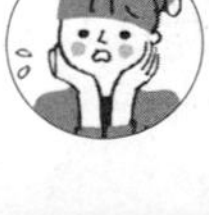

✱熟悉社交技能

必須懂得如何主動接近他人、用明朗的表情延續對話，以及在大眾面前不卑不亢地發言等技巧。透過教育，可以改變一個人的知識、技術與態度；知識是存放在腦海裡的，而技術就等於刻印在身上。例如想要騎自行車的話，僅靠相關知識絕對無法達成，必須實際擁有騎單車的技術，亦即只有在親自做過之後，才能夠獲得屬於自己的經驗。因此，為了掌握社交技能，可以選擇去上演說相關課程，或是練習在他人面前演奏、唱歌等；在參加同好會時，就算內心覺得尷尬，也必須試著主動與他人接觸。經常讓自己處於不自在的交際場合裡，把尷尬的感覺逐漸遲鈍化，這樣的行為療法也能發揮一定作用。

✱尋找安全堡壘

如果因為害怕負面評價而不敢向他人求助，最好也要找到願意成為自己「安全堡壘」之人。向他人吐露心事時，畏避型人格障礙者通常會感到不安，但如果養成與某人商議的習慣，焦慮的情況就會有所好轉。倘若能夠一邊接受專業諮商，一邊在自己周圍尋找值得信賴者，人格障礙的症狀就有機會快速改善。

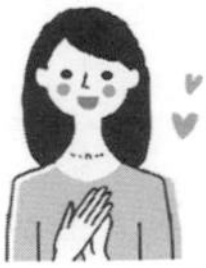

「主角是我呀我！」

做作型人格障礙

做作型人格障礙的觀察重點

在下列的項目中，如果符合五個以上，就很可能是患有做作型人格障礙。

1 難以接受自己不是眾人矚目的焦點。
2 在人際關係中做出誘惑、煽情或挑釁的行為。
3 利用身體魅力勾起他人關心。
4 情感表現誇張，且渲染得富有戲劇性。
5 情緒變化快，情感表現膚淺。

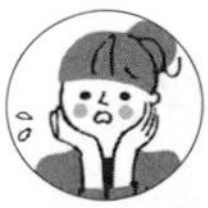

6 無法仔細說明情況，講話有含糊不清的習慣。

7 心情或情緒容易受到他人或環境的影響。

8 在人際關係中經常自認為與對方親近，並根據自己的認知行動，但實際情況可能並非如此。

〈M時尚美妝雜誌 車記者之訪談〉

車記者：我很喜歡自己的工作。從小我就對服飾和化妝品感興趣，可說是順利找到符合自己性向的職業。除了工作之外，我平常也在做造型搭配，要不要看一下？（秀出 Instagram 上的照片）每次上傳後反應都還不錯。

鄭博士：模特兒就是車記者本人呢！

車記者：對啊，我在家會自己設計髮型、化妝、搭配服飾，然後再拍照上傳到社群網站。這樣打扮起來去參加聚會時，大家都會稱讚我很漂亮。我享受裝扮自己然後受到矚目的感覺，而且這也剛好是我的興趣。可是，偶爾會有人因此而誤解我，說我為了吸引他人注目不擇手段、有藝人病、在男生面前表現得像狐狸精等等。把自己打扮得漂漂亮亮、受到他人矚目，有人會討厭這樣的事嗎？我只是喜歡被讚美、享受與人來往，為了能好好相處而表現出親切罷了，是那些誤會我的男生們有問題吧？我明明什麼都沒做啊！為什麼說是我背叛了他們？自己誤會在先，還把我汙衊成是奇怪的女人。做好自我管理，待人溫暖親切，這樣的行為難道應該被罵嗎？

剖析做作型人格障礙

做作型人格障礙指的是為了引起他人的關心或喜愛，過度地努力或情感表現浮誇。雖然隨著年齡增長，症狀也會逐漸趨緩，但在老年時出現憂鬱症的情況非常普遍。全世界約有百分之二的人口屬於做作型人格障礙，且女性的比例高於男性。

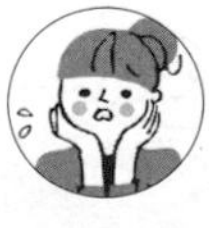

觀察重點1

難以接受自己不是眾人矚目的焦點

做作型人格障礙者很討厭一個人做事或是被單獨留下，需要他人不斷給予關心、保護和喜愛。他們在人際關係或是戀愛初期，會散發出多變、強烈、完美的魅力，一舉擄獲對方的心。不過，做作型人格障礙者會持續向對方討取過度的關注與呵護，如果不接受其要求，他們就會嚴重陷入挫折、不安與憂鬱之中。因此，隨著時間推移，做作型人格障礙者會讓對方感到十分疲憊與沉重。

在各種聚會上時也一樣，周圍人的視線與關心會成為他們很大的活力來源。此外，做作型人格障礙者擅長解讀他人心思，能夠掌握對方想要什麼，並且配合對方的期待來展現自己。接著，他們會把對方拉到和自己同一陣線，然後對其進行控制。在聚會時刻意遲到，就是做作型人格障礙者吸引關注的技巧之一。在首次的聚會上，他們會愉快、盡興地與人聊天，一邊配合對方想要的模樣，一邊將氣氛引導成以自己為中心。如果集中在自己身上的目光突然轉移到他處，他們為了再次引起關注，會刻意誇大故事、假裝生病，甚至不惜用謊言來獲取眾人注目。

電影《亂世佳人》（*Gone with the Wind*）是以南北戰爭及戰後重建為背景，描寫南方貴族社會崩潰的過程。電影女主角郝思嘉氣質強烈、敏感，且喜歡吸引他人視線。此外，她不僅充滿活力、仰賴直覺判斷，還熱愛追求刺激，具有許多做作型人格障礙的特徵。

崔小姐（三十九歲）參加了三十~四十歲之人組成的房地產研習會，由於她講話的方式機智又幽默，口才非常好，只要一加入對話，就會讓整體氛圍大不相同。此外，崔小姐善於自我管理，因此外表看起來比實際年齡小很多，穿搭也是引人注目的華麗風格。她經常對周邊的人表現出體貼、親切的舉動，所以初次見到她的人，在整個聚會上都對她最有好感。不過，如果仔細深入觀察，就會發現崔小姐有許多獨特之處。首先，她在每一次的聚會上都姍姍來遲，且不管人們對話的主題是什麼，她都可以「啊~」地中途加入，然後將對話的流向轉換為自己的故事。其次，崔小姐在他人發言時，總會誇張地大笑或反應，

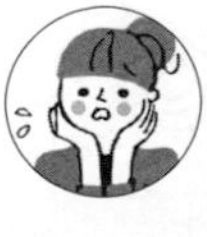

最終把其他人的視線集中到自己身上，偶爾還會在聽到一半時突然流淚，如果向她問起理由，她會表示因為想起過去遇見的某個人。有一次，她和聚會的組員們一同前往房屋仲介公司，途中她還不斷更換衣服，竭盡所能地追求成為眾人焦點。

觀察重點2

在人際關係中做出誘惑、煽情或挑釁的行為

做作型人格障礙者會將自己的外貌打扮得相當華麗、完美，並且對異性做出誘惑性的舉動。然而，他們的行為並非出自真誠的關心，反而比較近似於所謂的「漁場管理」[8]。也就是說，比起性方面的快感，他們更希望得到認可、尊重及保護，於是會利用自己的身體做出帶有誘惑性的行為；就算在私生活方面混亂，也不是基於享受性愛的快樂，而是因為在那樣的關係裡，可以獲得他人

8 韓國的流行語，意指同時與多名異性聯絡、保持曖昧關係的態度或行為。

的憐愛與矚目，這才是做作型人格障礙者的真正渴望。因此，也有心理學家分析指出，具有濫交行為的做作型人格障礙者，其實反而在性欲上較為冷淡。此外，即使他們在與異性交往的過程中陷入浪漫幻想，也經常很快就感到厭煩並予以中斷。

在A企業上班的千小姐（三十三歲）外貌極具魅力，服裝打扮也十分華麗，所以不管走到哪都會一下子就引起人們注意。千小姐很喜歡與人來往，不僅朋友眾多，各種聚會也相當頻繁，且無論在哪一個場合上，她總是能成為全場焦點。不過，最近因為在聚會上發生的幾樁誤會，讓她變得很難再出席參與。其中最嚴重的事件，是團體中某位成員的妻子找到聚會地點來，質疑千小姐和自己的丈夫有不當關係，為此大發雷霆。其實，千小姐已經不是第一次經歷這種事，在公司和其他聚會上，她也經常捲入類似的誤會中。千小姐對周邊的人總是表現得過度親密，和男同事相處時也毫無顧忌，這樣的行為模式就男性的立場來看，很容易誤以為千小姐對自己特別有好感。此外，女性成員們也認同她的這些行為確實足以引發誤會。

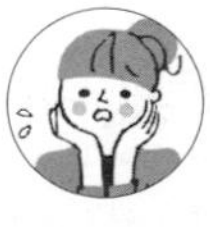

觀察重點3

利用身體魅力勾起他人關心

做作型人格障礙者認為吸引他人關注的最大武器就是「外貌」，因此，他們會比其他人更熱衷於打扮自己的外表，為此投入大量的時間、金錢和心力。其中最具代表性的，就是他們通常會是整型外科與健身中心的常客。此外，他們很了解自己的魅力點在哪裡，也十分擅長打扮外貌，無論走到哪裡，都能打造出足以引人注目的風格，有必要的話還會一天換好幾次裝扮。在服裝方面，他們經常選擇華麗的原色，過度裸露也是其特徵之一。

在與人對話時，做作型人格障礙者也時常展現出魅惑的模樣，像是刻意扭動身體或是拋媚眼等。他們並不是只對有好感的人如此，而是對所有人都擺出類似的姿態。

男性做作型人格障礙者為了吸引他人注目，除了致力於外貌方面的打扮，還會對自身的能力、名譽和權力等表現出執著，過分追求成功與出人頭地，並以此做為炫耀。此外，他們認為自己必須具備卓越的口才與幽默感，所以會爭先恐後地展現自己的風趣，或者過分誇耀自己握有的知識與情報，像是房地產、股票、高爾夫、汽車、足球等能夠引起他人關注的主題。

觀察重點4

情感表現誇張，且渲染得富有戲劇性

為了吸引周圍的人，他們會誇大自己的想法、經驗與情感，並以戲劇化的方式來表現。在一段人際關係的初期，這樣的性格會讓人覺得很有魅力，但隨著時間一長，過度地感情用事、不斷渴求關心與認可的態度，會讓對方感受到沉重的壓力。

在推特、臉書、Instagram 等社群軟體上積極活動的人當中，做作型人格障礙者佔的比例相當高。他們為了獲取人們關注，會持續上傳帶有刺激性與趣味的文章、照片或影片，並期待人們有什麼反應。此外，對於一些細小的瑣事，做作型人格障礙者會表現得極度開心，大張旗鼓地要求祝賀；又或者會像世界末日一樣，擺出憂鬱的姿勢以尋求安慰。更會像在寫個人日記一樣，將自己羞愧、隱密的思緒，都毫不掩飾地寫在社群軟體上。

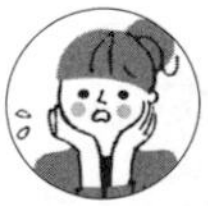

在H醫院院務科工作的安小姐（二十四歲）皮膚白皙、身材管理良好，而且還具有極高的親和力，不僅非常受院內的男性職員歡迎，在患者之間人氣也相當高。然而，無論是同性還是異性友人，雖然安小姐能夠很快與他們變親近，但關係卻始終無法維持長久。周圍的朋友們紛紛表示安小姐十分情緒化，不管發生什麼事，都會像戲劇女主角一般反應過度。最近，安小姐努力地活躍在社群軟體上，隔著畫面的她生活看起來既完美又幸福。不過，現實生活裡的安小姐和呈現在社群軟體上的不同，在人際關係方面經常遭遇困境，生活也過得相當慘淡。

做作型人格障礙者經常在社群軟體上傳很多自我炫耀的照片，美國精神醫學會（APA）也留意到了「自拍上癮」的現象。對自拍過度執著，每天會上傳數十次照片的人，被稱為「自拍成癮者」（Selfitis）。他們為了自拍，會刻意展現出自己一天的生活，且每天都會拍數十張照片，只求挑選到一張完美的影像。

「自拍成癮者」的自我診判斷法

自拍次數（以一天為基準）	是否發表到 SNS	上癮程度
3 次以上	X	成癮邊緣
	O	急性成癮
6 次以上	O（無法自我控制）	慢性成癮

美國精神醫學會提供的「自拍成癮者」判斷方法如上方表格所示。

觀察重點5

情緒變化快，情感表現膚淺

情緒波動大，一點小小的不愉快也會暴跳如雷，且即使他人明顯察覺到其情緒，他們也不會承認自己正在生氣。做作型人格障礙者的情感表現，不僅僅是獲取目標時的一種手段，在迴避自己不願意承擔的現實責任，或避免產生不愉快的心情時也會派上用場。因此，做作型人格障礙者所表現出來的情感，讓人很難辨別出其中的真假。一開始人們雖然會被其八色鳥般的特質吸引，但在深入了解後，就會發現他們的情感缺乏深度，一點也不真誠，這就是做作型人格障礙者總是無法與人維持深厚情誼的原因。

觀察重點6

無法仔細說明情況，講話有含糊不清的習慣

無論在哪一個場合，都希望自己能夠處於對話的中心，所以會刻意地講很多話。初次和做作型人格障礙者聊天時，會覺得他似乎在各種領域都擁有豐富的知識和訊息，但隨著對話不斷深入，很快就會發現對方黔驢技窮。在傳達某一主題的資訊或提及自身想法時，他們經常會採用模糊不清的表達方式。例如在感嘆「啊，今天的說明會真的不怎麼樣」之後，他們不會針對為什麼不好做出具體說明，只是不斷強調自己的情感狀態。如果問他：「覺得說明會哪一點不好？」他們會回答：「準備不夠充分，唉，真的不怎麼樣。」如果再次追問：「是哪個部分準備得不好？」他們會說：「就是從頭到尾都不好，太敷衍了事了。」做作型人格障礙者在表達能力方面，非常缺乏邏輯與條理。

觀察重點7

心情或情緒容易受到他人或環境的影響

做作型人格障礙者在人際關係上，自私地只希望個人要求獲得滿足。如果不能順心如意，即使是一點小小的刺激，他們的反應也會過度誇張，並表現出自身的不快。在心懷不滿時，會情緒性地指責他人、大哭，甚至試圖自殺引起騷動，經常令對方感到內疚，好讓自己得以隨心所欲。雖然個性非常善變又挑剔，但做作型人格障礙者卻覺得自己很好相處。

觀察重點8

在人際關係中經常自認為與對方親近，並根據自己的認知行動，但實際情況可能並非如此

做作型人格障礙者對不熟的朋友也會像待好朋友一樣親切。在見過一次面之後，下次碰面時會像看到多年的好友般熱情，不斷強調自己有多想念，經常讓對方不知所措。

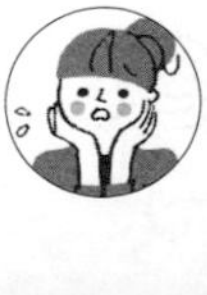

找出做作型人格障礙的原因

引發做作型人格障礙的原因尚未被明確釐清，但根據專家們提出的幾個面向，可以觀察分析如下：

在年幼時期，短時間內有各種刺激以不規則的方式多次出現，這有可能是造成做作型人格障礙的原因之一。例如父母都必須投入職場，孩子不斷被託付給不一樣的養育者。因為每位養育者都有不一樣的教養方式及環境，造成孩子在短時間內接連受到多樣的刺激，以致於難以對一般的刺激產生反應，且無法獲得滿足感。因此，在長大成人之後，周邊之人給予的普通稱讚或關心，對他們來說遠遠不夠，他們會進而提出更過度的要求。

此外，父母只有在孩子做出積極的行為時才會有反應，或是兄弟姊妹間為了獲取父母的關心而展開競爭時，孩子就會習慣觀察父母的反應、配合做出某些行為。這種習慣性的言語和行動不是發自內心，而是在先觀察哪些舉動可以有效引起對方的關心和憐愛之後，才衍生出來的行為模式。

類似且容易混淆的其他症狀

✱做作型人格障礙VS.畏避型人格障礙

做作型人格障礙與畏避型人格障礙的共同點，在於兩者都很難接受他人的批評。然而，前者對於他人的批判，會以盡力配合對方的方式，表現出積極克服的態度；後者的情況則是太過輕易承認對方的指責，並因此感到羞恥與內疚，然後遠離那些批評自己的人。

比較	與做作型人格障礙的共同點	與做作型人格障礙的差異點
畏避型人格障礙	很難接受他人的批判	**做作型人格障礙** ・讓自己積極地去配合他人期待的模樣 **畏避型人格障礙** ・過於輕易承認他人的指責 ・感到羞恥或內疚，進而遠離批評自己的人

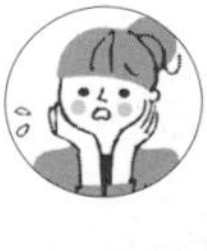

應對方法…

如果身邊有做作型人格障礙者……

✱以客觀的角度檢視對方

帥氣的外貌加上出色的口才，在任何一場聚會上都能吸引在座所有目光……如果你正為這樣充滿魅力的人感到心動，就應該適時地鎮定下來，仔細檢視一下對方是否為做作型人格障礙者。倘若不是的話，固然值得感恩；如果是的話，則可以預先防止自己的心受到重創。做作型人格障礙者渴求的，從來都不是你的真摯感情，而是一個可以對他滿懷崇拜的人。

✱查核事實

做作型人格障礙者最發達的部分就是口才，他們擁有卓越的能力，可以把自身的故事說得有趣又動人，華麗的辯才讓人在一開始就給予滿滿的信賴。雖然他們不至於說謊，但講出來的話也不見得完全是事實，有時候準確性不高，或者內容會被過度誇大。例如在向上司報告與客戶的開會內容時，他們盡量誇大對自己有利的部分，或者是對自己的業務過失，盡可能地以三言兩語草草帶過。因此，在面對做作型人格障礙者時，必須具體地詢問細節。他們雖然擁有辯才無礙、滔滔不絕的特質，但講出來的內容卻經常缺乏條理，因此在和他們共事時，必須具體詢問「是誰、什麼時候、在哪裡、做什麼、怎麼做」等等，進一步確認清楚細節。

✱不要被對方的演技蒙騙

光聽對方說出來的話，會覺得他好像有能力立即完成某件事、擁有達成目標的欲望和自我犧牲的意志，做作型人格障礙者會演繹出對方期待的模樣。此外，在犯錯的時候，他們會過度表現出自責，還會根據情況端出眼淚，同時巧妙地從應該要承擔的責任裡脫身。如果沒有察覺到做作型人格障礙者的演技，很有可能變成事情都是自己在做，最後卻還要反過來安慰他。

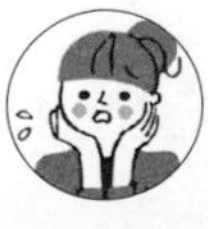

應對方法……

如果自己是做作型人格障礙者……

✱比起在外貌上努力，不如專注於培養內在

做作型人格障礙者經常在晚年受憂鬱症困擾，因為展現自身魅力的方法就是吸引人的外貌，然而隨著年紀增長，會愈來愈難接受自己容貌上的變化。雖然我們無法阻止容顏衰老，但是可以讓自己的心靈成長茁壯，培養出內在魅力。

✱把精力放在自己珍視的人身上

最終，隨著時間流逝，留在自己身邊的也只剩少數幾名珍貴的人。在現實生活裡，我們不可能受到所有人喜愛，追求這些只會浪費過多人生的精力，還會錯過對自己而言真正重要的人。環顧周圍，思考一下哪些人才是對你來說最珍貴的，然後把精力集中在他們身上吧！

＊傾聽對方說的話

公司聚餐、朋友邀約、同學聚會等，試著從現在開始，在各種聚會場合上減少自己的發言頻率，多聽聽周圍之人的故事吧。這麼做不僅可以減少失誤，還能學到許多以前不知道的事物。

＊不要在網路上洩露個資

有人說二十一世紀的「紅字」，就是自己上傳在網路上的文章。那些文字永遠不會被清除，就算從自己的電腦或手機上刪掉，仍然會在某個地方留下記錄——有人截圖並儲存了你的照片或文字。一時感情用事寫下的貼文，最後可能變成一支射向自己的箭。因此，在網路上發文前，一定要慎重地再三考慮。

＊審視自己的情感

為了吸引對方關注，做作型人格障礙者一般都只集中在他人的需求、情況和興趣上，因此，必須思考一下是不是忽略了自身的情感和欲望。應該適時傾聽內心的聲音，並且在必要時告知對方自己的需求。若出現憂鬱、不安、失眠、

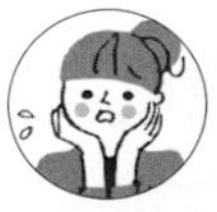

衝動調節障礙或身體方面的問題時，也要懂得透過專科醫師進行藥物治療。

✱練習具體且有系統地思考和發言

你需要練習根據自己的整體感覺，把模糊不清的想法變成具有系統性的思考方式。此外，當對方提出難以回答的問題時，不要含糊其辭地帶過，而是要學習如何慎重地思考、明確地答覆。在傳達訊息時，也要試著套用「六何原則」（何人、何時、何地、何事、如何、為何），盡量清楚且具體地描述。

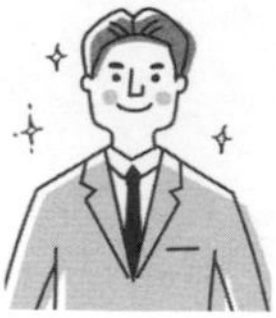

「我是世界上最棒的！」

自戀型人格障礙

自戀型人格障礙的觀察重點

在下列的項目中，如果符合五個以上，就很可能是患有自戀型人格障礙。

1. 對自己的重要性抱持著強烈、過度的信心。
2. 希望獲得積極、熱烈的追捧及讚美。
3. 在沒有充分理由的情況下，期待獲得特別待遇或他人的服從。
4. 相信自己是獨一無二的存在，覺得只有特別的人或位居高位者能夠理解自己、和自己合得來。

5 在人際關係中壓榨他人，意即為了達成自己的目的，不惜利用他人。

6 因為缺乏共感能力，以致於對他人的情感與需求漠不關心，也不想進一步確認。

7 表現出傲慢、自大的行為和態度。

8 深信他人都在嫉妒自己或吃醋。

9 對無限的成就、卓越、美麗、理想愛情等陷入幻想。

〈S金融公司　尹○○主任之訪談〉

（尹主任自國中開始就在美國留學，從知名的大學畢業後，就到華爾街的金融企業上班，後來被現在的公司挖角回國。目前為三十多歲。）

尹主任：韓國的組織文化不太適合我，太過承襲舊制、偏向政治化了。去年剛被挖角進來時，還說得好像今年人事調整就會幫我升職，結果根本沒能實現。據我聽到的消息，是某位主管極力反對我升遷，大概是不想和年紀還小的我處於相同職級吧。

鄭博士：換到目前的公司後都過得如何呢？

尹主任：剛開始還滿不錯的，大家聽說有位三十多歲的女主管要來，都覺得相當稀奇，也有些人很好奇美國的金融公司是怎麼運作的。這裡的人感覺都差不多，我也很努力與他們磨合。可是後來聽說他們都批評我自以為是，看來這就是為什麼人們都強調要和自己水準差不多的人交流吧！對那些能力不足的人而言，我的正常發揮聽起來也像是炫耀，讓他們感到受傷。

鄭博士：你覺得職場生活中最重要的是什麼呢？

尹主任：當然是「成功」啊！就是自己的能力獲得認可，所以我最近都快得憂鬱症了！我比較適合只用實力來進行評價，而且可以充分獲得肯定的地方。美國不像韓國這樣不合理，不管韓國再怎麼發展，要想跟上美國的企業組織文化，還有很長的一段路要走。

剖析自戀型人格障礙

自戀型人格障礙指的是認為自己極度優越，他人根本難以相提並論，以致於

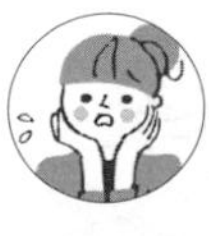

在適應日常生活方面遭遇困境，是驕傲和自滿趨於極端的型態。因為他們對自己充滿著熱愛，所以如果得不到他人認可，會很容易覺得受傷或憤怒，具有相當矛盾的一面。發病率約為百分之六，沒有兄弟姊妹、獨自長大的男性比例又稍微更高。

觀察重點1

對自己的重要性抱持著強烈、過度的信心

過於高估自己的能力，經常誇耀自身的成就、才能、能力、業績等，理所當然地期盼自己會獲得特殊待遇。就算本身沒有任何成就，也覺得他人應該要認為自己很了不起。相反的，他們拒絕認可他人的成績，具有要領先於他人的強迫性觀念，屬於競爭型的人物。此外，即使是一點微小的批評，他們都會覺得自己受到了攻擊，於是會有過度激烈的反應，甚至表現出帶有攻擊性的一面。有些人認為，自戀型人格障礙者這樣的行為，是為了滿足其較低的自尊感；也有意見指出，他們的這些行為其實是出自於不可一世的妄想。

H大企業人才開發組的禹科長（男，三十八歲）對自己感到無比驕傲，他不僅宣稱教育機構製作的訓練課程是自己一手策劃，還會在入門教育課程結束後，把新進員工們都聚集到一處，大肆暢談自己新人時期的經驗。不久前，他抽空撰寫的博士論文通過審核，順利取得了學位，於是他驕矜自滿的情形又變得更加嚴重。在教育相關的會議上，如果有人提出與他不同的意見，禹科長就會提起自己的博士論文，然後不斷強調自己才是這個領域的專家。

觀察重點2

希望獲得積極、熱烈的追捧及讚美

自戀型人格障礙者經常自信滿滿，毫無顧忌地表現自己，且內容總是含有自我炫耀。在會議時間、聊天群組或社群軟體上，他們都會隱隱約約或者直白露骨地自我誇耀，然後等待周圍人的認可、稱讚或羨慕等反應。因為稱讚就是他們活力的來源，所以自戀型人格障礙者會不停尋找追捧自己的人。他們認為懂得稱讚自己的人非常優秀，而不懂得肯定自己的人就是壞人，或者會為此輕視對方並感到生氣。不過，因為他們對自己的認知與現實存在極大的落差，於是經常會陷入挫折或憤怒之中，最終還可能出現憂鬱症。

觀察重點3

在沒有充分理由的情況下，期待獲得特別待遇或他人的服從

自認為和周邊的人不一樣，所以理應受到特別待遇，覺得自己應該被獨立於一般的社會常識和秩序之外。如果沒能受到特殊待遇，他們就有可能會發脾氣或惡言相向。自戀型人格障礙者經常把「你竟敢」之類的話掛在嘴邊，對權力的渴望相當強烈，而且會盡力去享受自己目前擁有的力量。他們認為比自己弱勢的人，只是為了維持自身權力的必要存在而已，因此表現出來的行動會非常傲慢與驕橫。此外，他們在職場內也懷有極為強烈的競爭心，經常指責周圍的同事，就算是可以忽略不計較的行為，他們也總是會露出反諷、嘲笑的態度，幾乎不會給予他人稱讚。儘管組織內具備公正、適當的評價與補償制度，他們依舊不會對此感到滿意。

觀察重點4
相信自己是獨一無二的存在，
覺得只有特別的人或位居高位者能夠理解自己、和自己合得來

為了證明自己是特別的存在，自戀型人格障礙者有時會宣稱自己和名人關係親近，或是主動去接近身分、社會地位高的人。因為對自己的外貌、能力、成就、條件等感到優越，所以會認為想和自己交流的人，應該也要與自己的水準相當，是位居高位、事業成功或成就豐厚的特別人士。在職場或聚會上，自戀型人格障礙者也會格外關心對方的學歷、居住地及父母職業等，倘若覺得對方符合自身水準，就會積極地與其見面聊天。

觀察重點5
在人際關係中壓榨他人，
意即為了達成自己的目的，不惜利用他人

自戀型人格障礙者的待人模式，是在他人有利用價值時，就持續維繫與對方的情誼；當對方失去利用價值時，就毫不留情地拋棄。一旦某個人身上再也沒

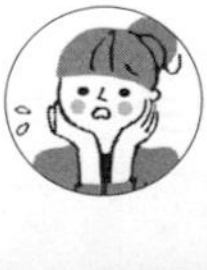

有可以獲取的事物，他們就會對其失去關心，有可能採取漠視的態度，或者突然斷絕所有聯繫；倘若日後又出現需要對方的情況，他們會若無其事地再主動靠近。此外，基於工作需要，他們會在職場上搶奪他人的成果，也會把自己的過錯往外推。令人遺憾的是，假如這樣的行為沒有被仔細檢驗，他們很可能在考核上獲得極高的分數，並且一路扶搖直上，在組織內登上高位。

L企業國內營業組的洪姓職員，近來因為組長的關係十分苦惱。他的組長是個目空一切的人，只要能夠對自己的業績有幫助，就會不管下屬死活，無條件地進行壓榨。當然，在工作的過程中，他經常把組員的成果包裝成自己的業績，然後報告給上級，也經常把自身的失誤嫁禍給組員。有一次，某位組員揭露了組長的惡劣行徑，雖然一開始傳出會對他施以懲戒，但不知怎麼的，大約過了一週後，事情就悄無聲息地被掩蓋。而且在幾週後的人事調動上，該名組員還被派去和自身專長毫無關聯的組別。在上司面前形象管理一向做得徹底的組長，在此戰中意氣風發地取得了勝利。

觀察重點6
因為缺乏共感能力，以致於對他人的情感與需求漠不關心，也不想進一步確認

自戀型人格障礙者只會對自己感到關心，完全不會考慮他人的想法、情緒或處境，既不會對他人施以寬容，也沒有所謂的關懷之心。他們無法體會別人的創傷或痛苦，因此也難以與人進行真實的情感交流。

二〇一八年自徐智賢（音譯）檢察官告發後而開始的 MeToo 運動，逐漸地擴散到社會各界。而 MeToo 運動的起因，就是將自己的權力錯誤地使用在性方面，對受害者施以暴力。性騷擾自己的祕書、後輩或學生的加害者，他們的共通點是眼裡都只看得到自己，並且將權力誤用在性關係上。他們只專注於自身的享受，絲毫不在乎他人的痛苦，這種以自我為中心的行為，就是自戀型人格障礙者的典型特徵。

觀察重點7

表現出傲慢、自大的行為和態度

遇到自戀型人格障礙者時，一開始會因為他們充滿自信的語氣和行動而覺得魅力十足，但過沒多久，他們就會給人極度「傲慢和倒胃口」的感覺。他們有輕視自己下屬的傾向，還會為了提升自己而貶低他人。自戀型人格障礙者不懂得體貼，經常毫無顧忌地表現出以自我為中心的言論與行為，因此周圍幾乎沒有長期往來的朋友。對自戀型人格障礙者來說，他人的存在是為了要替自己鼓掌歡呼，而與他人往來也只是襯托自己的一種手段。

R物流公司的安科長最近被調派到國內業務組，因為平時就對國內業務組的閔組長印象良好，所以內心也非常期待。但過去才不到兩個月，安科長就感到非常苦惱，因為閔組長不僅工作能力大幅退步，他所炫耀的寬廣人脈在業務上也沒有任何幫助。此外，最大的問題是在安科長開始獲得部門主管的認可後，閔組長也對他升起了警戒。每當聽取他的報告時，都會用嘲諷的語氣進行貶損，還會在會議時間公開指責他的工作風格。安科長因為才調來不到幾個月，要再換去其他組非常困難，所以正認真思考自己是不是應該辭職。

蘋果公司的創始人史蒂夫．賈伯斯（Steven Jobs），對職員和家人是出了名的不尊重。賈伯斯曾經表示，自己真心愛的女人是同居五年的蒂娜．萊德斯（Tina Redse），只是當他向蒂娜求婚時，對方卻拒絕了，理由是：「繼續在一起的話我會瘋掉。」

大企業家族對員工的刁難已經見怪不怪，其中自戀的性格，最常被指出是對他人頤指氣使的心理因素。因為對職員的工作態度不滿，就向年長的下屬扔擲水杯、爆粗口等，這些行為已經超過一般人的界線。通常自戀型人格障礙者會讓他人感到非常不舒服，所以踏入職場後會逐漸修正自己，否則就是被社會淘汰。不過，就掌權者的情況而言，因為他們根本感受不到改變的必要，所以就算患有人格障礙也不會尋求改善。

觀察重點8

深信他人都在嫉妒自己或吃醋

自戀型人格障礙者認為自己比任何人都還要優秀，但身邊的人卻不了解也不打算認可自己。因此，當事情出現差錯時，他們就會強烈出現自我合理化（Rationalization）[9]與投射（Projection）[10]的防衛機制，嚴重時甚至會以「煤氣燈操縱」（Gaslighting）[11]的方式讓對方感到混淆。

9 自我合理化：為擺脫罪惡感與自責，用冠冕堂皇的理由將自己的立場正當化。

10 投射：把自己不能接受的思緒或欲望轉移到他人身上。

11 煤氣燈操縱：藉由巧妙地操縱對方的心理或狀況，使其對自我產生懷疑，進而強化對他的支配力量。起源於話劇《煤氣燈下》（Gas Light, 1938）。

找出自戀型人格障礙的原因

人類在成長的過程中，幼年時會自然而然地經歷所謂的「自戀期」。在這個階段，孩子會透過父母適當的稱讚來養成自信，同時學會尊重並關懷他人。而自戀型人格障礙者的情況，通常是幼年時父母不分對錯，一概接受他們所提出的要求，或是曾經有過被無視和虐待的創傷。以上這兩種情況，都有可能形成不正常的依附關係，且過度地稱讚或是極端地冷漠，有很大的機率會讓孩子陷入自我陶醉。

若幼年時期所有的欲望都被無條件滿足，因父母過度保護而膨脹的自我形象會逐漸根深蒂固，直到成年之後，他們依舊會認為自己是個非常特別的存在。一般而言，兒童在成長的過程裡會經歷適當的挫折，並透過規定、管制和指責等來認知自己的極限，在接受他人批評的同時漸漸邁向成熟，並發展出合理的自愛。不過，自戀型人格障礙者卻未能在合適的時機點面對真實的反饋與挫折。

相反的，因為被他人無視或虐待而成為自戀型人格障礙者的情況，經常是在幼年時期未能獲得父母肯定，有得不到關心與關愛的經驗，因此導致自尊心受

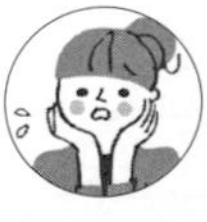

損，或是會無意識地陷入自卑。而他們為了掩飾這樣的自卑感，反倒變成過度地自戀。

此外，即使幼時的成長過程受到足夠的關愛，但途中卻遭遇父母過世、離婚等突如其來的離別，這些原因也會導致自戀型人格障礙的產生。其他像是因為家境貧窮而無法充分發揮才能等，這些屈辱、無力、孤獨和創傷的經驗，會讓他們試圖透過外在的稱讚來得到補償。因此，自戀型人格障礙者會相信自己是獨特且優秀的存在，並用驕傲自滿當作盾牌保護自己。當然，並不是只要小時候有過類似經歷，就一定會成為自戀型人格障礙者，因為個人的性向也會造成重大的差異。另外，在以同卵雙胞胎為對象的研究當中，也有結果指出遺傳因素可能大過於環境因素的影響。

類似且容易混淆的其他症狀

自戀型人格障礙VS.畏避型人格障礙

自戀型人格障礙與畏避型人格障礙的共同點，在於兩者都對他人的指責過度敏感。但差別是，自戀型人格障礙者偏向於抗拒批評，並且否認自己的缺點；反之，畏避型人格障礙者很容易認同他人的批判，進而覺得自己愚笨或是沒有價值。

自戀型人格障礙VS.做作型人格障礙

自戀型人格障礙與做作型人格障礙的共同點，在於總是想從他人身上感受到自己的重要性，且不管在什麼樣的聚會上都企圖成為主角，也會過分強求他人的支持和認可。不過，自戀型人格障礙者覺得「自己對他人至關重要」的理由，在於他們認為自己比別人優秀，理當有資格那麼做；相反的，追求他人的掌聲與光環，則是做作型人格障礙者活著的目標與理由。因此，為了獲得關心與喜愛，做作型人格障礙者會努力地撒嬌、察言觀色和塑造魅力，而自戀型人格障礙

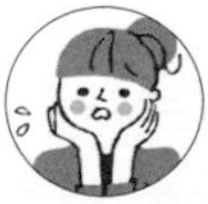

比較	與自戀型人格障礙的 共同點	與自戀型人格障礙的 差異點
畏避型 人格障礙	對他人的評價過度敏感	**自戀型人格障礙** ・否認他人的評價與自身的缺點 **畏避型人格障礙** ・容易認同他人的批判 ・認為自己笨拙或沒有價值

比較	與自戀型人格障礙的 共同點	與自戀型人格障礙的 差異點
做作型 人格障礙	・總是希望自己對他人而言充滿重要性，渴望成為主角 ・過分要求他人的支持與認可	**自戀型人格障礙** ・不會為了獲取他人的關心和喜愛而努力 **做作型人格障礙** ・會不斷努力以求獲得他人的關心與喜愛；未能如願時則會深感挫折，甚至出現極端行為

礙者則是認為自己本來就十分出色，所以不會去做其他特別的努力。此外，如果對自己有特殊意義的人，未對自己付出任何的關懷與憐愛，做作型人格障礙者會感到相當不安與挫折，甚至還會有試圖自殺的行為出現。反之，自戀型人格障礙者比較少出現類似的極端行為，他們只會認為對方不懂得賞識人才。

如果身邊有自戀型人格障礙者……

✱活用對方的特質

自戀型人格障礙者覺得自己沒有任何問題，所以無論如何說服或指責，他們都不會輕易做出改變。因此，與自戀型人格障礙者相處最有效的方法，就是活用其性格特質：他們很討厭輸給別人，認為自己必須是最出色的，而且認定自己具備一枝獨秀的能力。因此，只要刺激對方的不安、競爭心與嫉妒心，就會讓他們在工作上產生極大的動力。

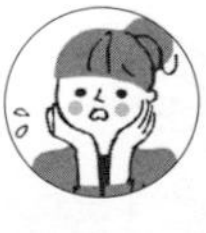

✱給予對方期待的事物

自戀型人格障礙者不僅喜歡被稱讚，而且還將其視為理所當然；如果錯過了誇獎的適當時機，他們就會感到不快或生氣。因此，不管是在公開場合或私下見面，都千萬不要錯失稱讚他們的機會，如此一來，他們就會認為你很有實力，而且還懂得賞識人才。如果遇到必須給對方負面評價的狀況，最好也混合著稱讚一起表達，例如：「崔科長，在創意革新方面，真的是沒有人跟得上你。若是能在提案上多加點根據，應該就會變得更完美！崔科長，你果然是我們組裡的王牌！」

✱管理對方的嫉妒之心

如果你的同事患有自戀型人格障礙，那麼當你在公司獲得肯定時，他肯定會陷入嫉妒的漩渦中，也會想方設法讓你的形象在上司面前崩毀，對此必須特別留意。這種故意陷害自己的人非常危險，自戀型人格障礙者雖然表面上看起來自信滿溢，但實際上內心相當脆弱。也就是說，他們的自尊心非常強，但自我肯定感卻十分低落，面對這種類型的人，最好的應對方法就是推崇對方。對於在組織中獲得肯定的你，他可能會覺得「明明不怎麼樣，還自以為了不起」。這種時候，關鍵就是要讓對方知道「我不覺得自己很厲害」，而最有效的方法是向對方「請教」。「朴次長，我正在為○○商品命名，真的有點難……每次我卡住的時候，最先想到的人就是次長，請問是不是可以給我一點建議呢？」當然，對方表面上可能會不大樂意，但是也別擔心，這樣的「請教」，定會讓他對你的警戒之心有所緩和。在降低自己、推崇對方時，沒有比提問和請求協助更有效的了。

✱勸對方接受治療

你一定會覺得這是什麼荒謬的建議吧！自戀型人格障礙者從來不覺得自己有問題，而且自尊心非常強，如果勸他去接受治療的話，可能會受到很大的反彈。不過，因為自戀型人格障礙者對自己信心過度，在現實生活中可能會遭遇許多挫敗，罹患憂鬱症的情形相當普遍。因此，可以告訴對方「最近很多人會為了自我開發而特別留意精神健康」，接著建議對方也去接受專家諮商。亦即目的是為了治療憂鬱症，而不是性格方面的問題。只要他願意去醫院接受諮商，專

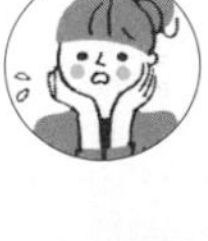

家自然就會給予協助。

✱具備精打細算的態度

自戀型人格障礙者不會對他人的好意心存感謝，因為他們覺得那是理所當然。因此，他不僅會對你的努力、犧牲等毫無反應，還會提出更多過分的要求。這種時候，就必須懂得抱持「你給我多少，我就還你多少」的態度。「只要我繼續努力，他總有一天會明白吧」，這種想法只是你的錯覺，當你愈是付出，他就只會期盼得愈多，因此，在某種程度上必須與對方劃清界線。例如明明是你做出了巨大貢獻，但上司卻搶走所有功勞，這時，就可以在兩人私下見面的場合，向對方表示「我也付出了很多，希望能夠獲得相對的獎勵」。當然，在工作的過程中，一定會有我出力或犧牲比較多的時候，並不是每逢那樣的狀況就要向上司提出類似的要求，而是當對方具有自戀型人格障礙，又不顧你的犧牲與貢獻，把功勞全攬在自己身上時，就可以用上述的要領進行應對。假如你真的貢獻卓越，那麼對方一定也無法輕易忽視你的要求。換句話說，如果你對他而言真的是不可或缺的人才，他就會針對你的底線去調整自己的態度。

✱能避則避

如果可以的話，盡量不要和具有自戀型人格障礙的上司一起工作，因為肯定會不斷受到壓榨，而且當他利用完你之後，就會毫不留情地將你拋棄。因此，可以試著申請調往其他部門，或者另外尋找合適的工作。

如果自己是自戀型人格障礙者……

在人際關係方面，是不是剛開始都沒有問題，但隨著時間流逝，就逐漸與人們產生齟齬了呢？是否覺得自己的能力比周邊之人卓越，並且喜歡加以展現呢？因為被周圍的人孤立，或者頻繁與人發生矛盾而感到憂鬱嗎？是否有被親近的家人或朋友說過你態度無禮，且經常以自我為中心？如果情況與上述的內容相符，就需要仔細衡量一下自己「是否為自戀型人格障礙者」，然後牢牢記住接下來提及的應對方法。

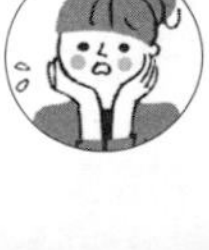

✱停止批評

如果稍微有一點不開心、未能獲得認可，或者有人比自己受到更多肯定，你都一定會對當事人做出批評。此外，你還會在對方缺席的場合，有意無意地指出他的缺點，製造出數落對方的氛圍。不過，你的這些行為，不僅難以獲得周圍人的共鳴，還會讓大家感到相當倦怠。你的指責並不會讓情況有所改變，因為類似的舉動一再突顯出你狹隘的視角、小氣的個性和拙劣的嫉妒心，只會讓自己的形象受損。

✱先接納他人的反饋

自戀型人格障礙者雖然經常指責他人，但是卻受不了他人對自己的任何一點批評。不管對方提出來的內容是否具有建設性與可行性，自戀型人格障礙者都不會加以認同，只會把那些當作對自己的攻擊，然後將對方視為敵人。在背後對他人說三道四也許很容易，但要在當事人面前指出問題所在，對任何人來說都不是件簡單的事。如果有人私下來找你，對你提出建議的話，希望你能夠停止自戀性暴怒（Narcissistic Rage），回頭仔細審視一下自己。對方有可能是你身邊為數不多、真心為你著想的人，他的建言或許能夠阻止你走向最糟的情況。如果你想要改變自己，第一步就是必須正確地認識自我。對方的言語定會激起你反擊的欲望，即便如此，還是要先接受並仔細思考一下。當然，如果是他對你有誤解，之後也有機會向對方解釋。

＊積極地向他人請教

如果有人願意主動向你提出建議，固然是件值得感謝的事，但就自戀型人格障礙者的性格而言，應該沒有人能輕易開口給予回饋。面對這種情況，就必須不斷向身邊熟知自己的優秀人士尋求建議。人的個性之所以不易改變，不僅僅是因為缺乏改善的動力，有時也是根本不知道自己的問題在哪裡。因此，希望你能找到一位願意提供忠告的對象，並且真誠地向對方請教，充分採納其建議。也許一直以來你都深信自己是正確的，不過，藉由對方的良言，你會逐漸明白自己理解到的並非全部。

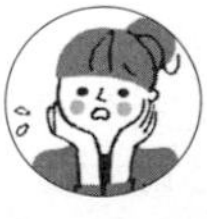

✱在犯錯時道歉，獲得幫助時感恩

自戀型人格障礙者不會站在他人的立場上思考，不曉得對方因為自己而感到多麼挫折與失望，所以自然也就不會主動道歉。當然，打從一開始就不該做出傷人的舉動，如果是因為失誤而使對方受害，就必須真心誠意地向對方道歉。此外，面對他人的親切與協助，也應該誠摯地表達謝意。世上沒有什麼事是理所當然的，即使對方是你的下屬，有值得感謝的地方時也應該如實表達。一句溫暖、真摯的話語，不僅可以改變對方，也足以讓自己產生變化。

✱增加與他人共同的體驗

建議選擇一些需要團隊合作的活動當作休閒，如果是只求個人表現、競爭激烈的活動，會讓自戀的傾向變本加厲。當然，你很可能已經對這樣的活動產生興趣，並且把它當作自己的愛好。但是，為了團隊而樂意犧牲自己的感動，將會讓你見證到一個前所未有的世界，並且從中獲得成長。

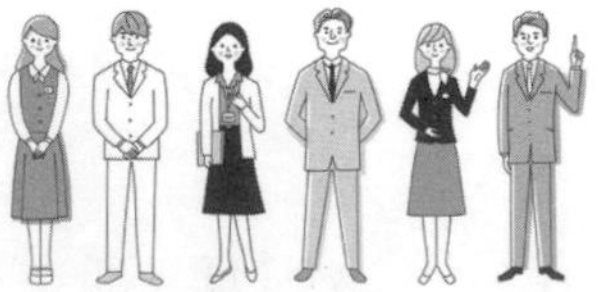

天空之城

電視劇《天空之城》描述的是韓國上流社會裡的菁英分子，聚集居住在名為「SKY Castle」豪宅區的故事，劇中赤裸裸地反映了父母想把子女們送進名門大學的欲望，以及為了達成目標不擇手段的補教現實。

姜俊尚是株南大學醫院整形外科的教授，也是韓瑞珍的丈夫、姜藝書的父親，從他的言行舉止中，不難看到許多自戀型人格障礙的特質。含著金湯匙出生的他，學生時期一直維持全校第一的成績，更以全國聯考榜首的身分錄取首爾大學醫學院，一路以來都走在康莊大道上，總是相信自己才是對的。劇中，姜俊尚的目標是從脊椎中心主任升到企劃室長，接著升任株南大學醫院的院長。因此，比起為患者帶來利益，他更著重在增進醫院的業績。也就是說，他為了個人利益，即使是自己治療的患者，也絲毫不顧及其安危、狀況和情緒等。此外，由於他缺乏同理心，所以在與同事或後輩的互動中，都是呈現單方面壓榨對方的狀態。後來，被院長挖角到株南醫院的黃治英教授，當上了脊椎中心的主任，並且深受後輩們好評，為此姜俊尚陷入深深的嫉妒之中。姜俊尚的女兒姜藝書恰好與黃治英的兒子黃宇宙同年，他因為害怕自己的女兒也落後對方，於是開始對藝書的成績執著不已。自戀型人格障礙者非常渴望獲得高度的評價與肯定，強烈認為自己應該要是受到關注與尊敬的對象，因此，黃治英的出現讓他感到異常憤怒。其次，自戀型人格障礙者覺得自己應該要和地位高的人往來，姜俊尚認為妻子韓瑞珍與自己並非門當戶對，所以經常對她說出一些狠毒的話，這種形象充分展現出對他人缺乏同理心、總是以自我為中心思考的面貌。然而，令人意外的是，從自戀型人格障礙者的內心來看，很多時候他們的自尊感都非常低。雖然對每件事都表現出高度自信，但其實他們心裡懷有強烈的自卑感，因為他們在年幼時期沒有獲得適當的稱讚，以致於長大後對他人給予的認可過度執著。出生在醫生世家的姜俊尚，付出的努力很有可能從來沒有得到過誇獎，而是被視為理所當然，甚至在做不好時經常遭受指責。

第二個值得關注的對象，是株南大學法學院的教授、盧勝惠的先生車民赫。車民赫同時具有自戀型人格障礙與強迫型人格障礙的特質，但在這裡筆者只打算討論後者的特徵。車民赫的家裡經營洗衣店，不過他卻是司法考試裡最年輕的合格者，可謂白手起家的模範。因此，他總是過於篤信自己的想法，認為自己才是正確的。他會將自己的觀念強加在他人身上，對於和自己想法不同，或是不願意聽從自己的人，車民赫會產生強烈的排斥。在讀書討論會上，他指責提出不同意見的宇宙媽媽和兒子車書俊想法錯誤，並且表現出濃厚的敵意，從該場面可以看出強迫型人格的特徵。其次，即便應考指導員才是入學考試領域的專家，但車民赫堅持自己為孩子們規劃的學習方式更加合適。此外，由於他非常在意他人的視線和評價，所以會在良心與道德方面過度鑽牛角尖，並且在他人面前表現出謙虛的態度。因此，車民赫在聽課的學生或SKY Castle的居民們面前，會努力展現出溫和有禮的一面，但在家人面前，卻強迫他們必須對自己無條件服從。車民赫平時也講究秩序和控管，甚至要打開節拍器才能感到自在，連在家裡都會穿著西裝和背心，對於每件事都追求極致的完美。強迫型人格障礙者雖然表面上是腳踏實地的模範生，但其實他們連對親近之人都不會表現出溫暖的態度。另外，他們對於社會上的慣習（年齡、職等）非常計較，如果下屬不願意完全服從身為上司的自己，他們就會拒絕與對方共事。

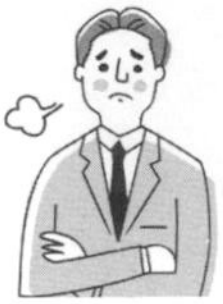

「我對你的感受沒興趣！」

反社會型人格障礙

反社會型人格障礙的觀察重點

若年齡超過十八歲，且在下列項目中符合三個以上，就很可能是患有反社會型人格障礙。

1. 不遵守法律明定的社會規範，持續做出會被逮捕的行為。
2. 為了自身的利益或快樂，不惜反覆說謊、詐欺或使用假名。
3. 無視自己或他人的安全，做出魯莽的行為。
4. 經常表現出爭執、暴力等攻擊傾向。

5 行事衝動，無法事先訂立計畫，或是即使訂立了計畫也難以照著執行。

6 無法持續從事某項職業，或是按時履行金錢方面的義務，總是表現出不負責任的態度。

7 對他人造成傷害（創傷、虐待、竊盜等）卻無動於衷，也不懂得自我反省。

〈H企業　生產組裝部門　玄姓職員之訪談〉

（被分配到生產組裝部門的新進員工朴〇〇，在工作三個月後提出了離職申請，並且向人事部告發自己辭職的理由，是因為持續受到玄姓職員的欺凌，以下訪談內容即與此事件有關。）

玄姓職員：本來是為了變親近才和他開玩笑的，但他說自己因為我而覺得辛苦，這應該就是我做錯的地方吧！但大家都是這樣開玩笑的啊，早知道他那麼敏感的話，我就不會和他玩了。

鄭博士：你所謂的「玩笑」指的是什麼呢？

玄姓職員：就只是喝酒之後玩了點遊戲，輸的人要接受懲罰，那個新人不太會玩。不是故意針對他的，是他自己不會玩才一直被懲罰，事情的經過就是這樣。

鄭博士：聽說你們在宿舍也共用一間房間，在那裡還好嗎？

玄姓職員：那小子說自己在宿舍也被欺負了？在宿舍裡就他年紀最小，負責打掃環境、幫前輩跑跑腿，有那麼委屈嗎？這些我們新人時期也都經歷過啊！

＊根據新進員工的陳述，他每天晚上都會被叫過去強制灌很多酒，在宿舍裡不僅要負責打掃和跑腿，還被強迫要負擔所有支出。此外，讓他決心辭職的關鍵，是玄姓職員喝醉後就有嚴重的暴力傾向，經常和周遭的人發生爭執，而且不久前也開始對他暴力相向。

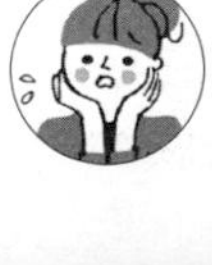

剖析反社會型人格障礙

反社會型人格障礙的診斷要在十八歲後才會確立，且只有在十八歲前有明確的證據顯示出患有行為規範障礙症[12]，之後才會被診斷為反社會型人格障礙。

一般若從青少年時期就開始出現這樣的徵狀，在接下來的人生中也會一直持續。不過，這種頻繁的反社會行為，其動機往往都很模糊。他們無法順利與他人形成良好的關係，雖然基於需求會假裝為他人著想，但最終都難以建立深厚的情感關係。反社會型人格障礙者即使面對不安或憂鬱的情況，也絲毫不會將

12 行為規範障礙症（又稱品行障礙）：患有行為規範障礙症的兒童，會反覆出現肢體暴力、脅迫、財產破壞、詐欺或偷盜等嚴重違反法律的暴力性及不負責任的行為。肢體暴力包括虐待動物、用石頭等武器對他人造成身體上的傷害、威脅或強迫等流氓行為、頻繁的肢體衝突、強姦或性暴力等強迫他人就範的犯罪行為。財產破壞指的是故意損害他人財產，像是對他人的房屋或財產縱火、破壞校園設施、刮傷汽車等行為；詐欺和竊盜則是指為了自身利益而不斷說謊、違反約定或偷東西等。患有行為規範障礙症的兒童或青少年，特別不願意遵守校園或家庭裡的規則，例如不準時回家或離家出走、在學校頻繁曠課等。出處：NAVER 知識百科——行為規範障礙症〔諮商學辭典，2016.01.15，金春景、李秀妍、李允洙、鄭鍾振、崔雄勇（以上人名採音譯）〕

自己的情緒表現出來，雖然偶爾會以自殺做為要脅，但實際上很少真正殘害自己。在新聞媒體中出現的殘忍犯罪者身上，時常可以看到反社會型人格障礙者的特徵。有報告指出，全世界約有百分之三～百分之六的男性、百分之一的女性為反社會型人格障礙者，而監獄收容的罪犯當中，則有約百分之七十五都患有反社會型人格障礙。而在社會組織裡，我們也經常可以見到謊話連篇、不會受到良心譴責，以及不遵守社會規範的人。

觀察重點1

不遵守法律明定的社會規範，持續做出會被逮捕的行為

有道德、良心及違法的認知，但是卻不覺得會成為嚴重的問題，因此必要時會欺騙或虐待他人，對於犯罪行為不會有絲毫猶豫。經常遊走於法律邊緣，反覆做出會被拘留或逮捕的行動。反社會型人格障礙者所做出的行為，不僅僅是在禁菸區抽菸，或是違反交通法規那麼簡單，而是會觸犯刑法的舉動。例如在商店裡偷東西、無故侵入他人住宅、持武器攻擊他人，有時甚至還會犯下凶惡

的殺人罪。在組織內部的話，則有可能成為影響數百萬人生計的經濟犯、貪汙公司資金，或是騙取公司的財物與用品等；有時甚至會性騷擾或性侵同事，或者以不聽從指令、工作不認真等為由，向對方施以暴行。

觀察重點2
為了自身的利益或快樂，不惜反覆說謊、詐欺或使用假名

不是基於特殊理由或不可避免的狀況才說謊，而是為了個人的利益與快樂所以滿口謊言。美國精神醫學會指出，診斷反社會型人格障礙最重要的基準就是「頻繁說謊」：對於一些小事不斷說謊，是反社會型人格障礙者非常關鍵的徵兆。智商較為低下的反社會型人格障礙者，會為了掩蓋自身行為或者取得金錢、毒品、性愛關係等享受而誆騙他人，但因為他們的思緒不夠縝密，謊言往往漏洞百出且缺乏連貫性，很容易被拆穿。與此相反，智商較高的反社會型人格障礙者則非常擅長說謊，能夠巧妙騙過他人以取得利益的詐欺犯很多。他們不僅會將謊言編造得符合邏輯，也懂得在外表上讓人察覺不出端倪。因此，他們經

常假裝富有，或者利用偽造的證書、邏輯性的辯才，以及親切又具有魅力的行為來誘使人上當。

觀察重點3

無視自己或他人的安全，做出魯莽的行為

對於一些不當的行為，反社會型人格障礙者感受到的畏懼或恐怖，明顯比一般人少，因為他們會在認知上將該行為所帶來的負面結果最小化。在偷取了他人物品的情況下，一般人會陷入極度的緊張，也會因為擔心被發現而坐立難安或者感到愧疚。但反社會型人格障礙者的情況，是即使偷了東西也不會覺得害怕或受到良心譴責，更不會去設想偷竊行為有沒有可能被揭穿。正是因為這樣的特質，致使他們反覆做出魯莽的行為，深信自己就算濫用毒品、嚴重超速駕駛或是性生活混亂，也絕對不會被警察逮捕，更不會因為交通事故或愛滋病而失去生命。

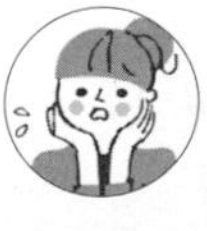

觀察重點4

經常表現出爭執、暴力等攻擊傾向

個性急躁且帶有攻擊性，經常反覆與人發生爭執或出現暴力行為。反社會型人格障礙者面對輕微的糾紛也會暴怒，典型的例子就像是開車時一點小小的磨擦，都會讓他們產生非常激烈的反應。有時候他們會向對方駕駛口出惡言，甚至是追上去進行報復。反社會型人格障礙者雖然大部分都很急躁且攻擊性強，但這種行為主要出現在智商較低的患者身上，他們經常與人形成對立關係，並衍伸出帶有攻擊性的行為或爭執；如果攻擊性與自身的衝動加乘，就很容易引發肢體衝突。很多反社會型人格障礙者會因此而被送進監獄，但他們被逮捕後仍然會在獄內爆發糾紛，導致出獄時間不斷延後。

朴先生（二十八歲）不久前放棄了在B中小企業的工廠職，目前處於待業狀態。他在職場上因為粗暴和衝動的言行多次引發問題，最近則由於一些瑣事和同事產生衝突，甚至揮拳嚴重打傷了對方。為了避免走上法律途徑，他最後選擇辭職為事情收尾。朴先生的性格暴躁易怒，上一份工作也因為類似的事離職，甚至留有暴力前科。學生時期的他經常離家出走或無故曠課，高中時因為無法畢業而參加了學歷認證考。此外，他還說謊騙取家人的錢，之後更與親友們斷絕聯繫。

觀察重點5

行事衝動，無法事先訂立計畫，或是即使訂立了計畫也難以照著執行

做事相當莽撞，且經常無法按照擬定的計畫行事。不過，反社會型人格障礙者也會根據智商的高低，進而採取不同的犯案手法。一般而言，智商較低的反社會型人格障礙者，會不管便利商店有沒有監視器就直接行搶，或者沒有事先進行調查，隨便挑一間屋子就貿然闖入，以致於和屋主面對面發生肢體衝突。相反的，反社會型人格障礙者的智商愈高，就愈會縝密地行動，在詳細策畫後才進行犯罪。他們較少陷入衝動的情況，對犯罪行為也十分擅長，大部分都能

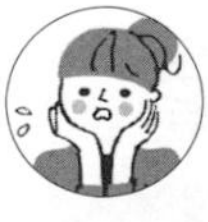

完美作收。此外，比起加入某個犯罪集團，他們更傾向於單獨行動，因為參與犯罪的人愈多，被揭發的可能性就愈高。

觀察重點6

無法持續從事某項職業，或是按時履行金錢方面的義務，總是表現出不負責任的態度

反社會型人格障礙者經常無法完成學業，難以每天固定到校上課充分體現了他們不負責任的一面。就算沒有因為犯罪行為被退學，他們也會自己中途輟學，或是因為曠課次數過多而被勒退。同樣的，在職場上他們也不具有責任感，不僅對找工作沒興趣，就算勉強去上班也經常因為遲到、缺勤或者怠慢等原因而被解雇。此外，反社會型人格障礙者在財務管理方面一樣沒有責任心，他們會盲目地用信用卡購買汽車，最後卻無力償還；在賺了錢之後，比起先把卡債和貸款還清，他們選擇把錢全部花在休閒娛樂上，或是因為衝動購物而把錢花光。另外，反社會型人格障礙者也經常因不願支付贍養費而惡名昭彰。

觀察重點7

對他人造成傷害（創傷、虐待、竊盜等）卻無動於衷，也不懂得自我反省

對他人的立場和情緒毫不關心，所有的行為都是為了自身的快樂、利益與安危，且在行動時完全不在乎是否有人因自己而受害。在貪汙公司的數千萬資金被揭穿時，他們只會覺得是公司沒有為勞動支付相應的報酬，所以自己才主動把錢取走，或是責怪公司保全系統漏洞百出。即使對他人做出性騷擾或猥褻等行為，他們也會用各種荒唐的說法進行合理化，推託是對方刻意誘惑自己或素行不良等。反社會型人格障礙者不會受到良心的譴責，當然也感受不到罪惡感，更不會為自己的行為陷入後悔。因此，他們所表現出來的道歉或悔悟，只是為了要減輕罪刑，而不是發自真心的反應。

即便如此，但反社會型人格障礙者的性格，恰好與社會上富有影響力之人所需的特質相符，所以他們登上高位的情形也不少見。因為缺乏共感能力，也不會基於惻隱之心或罪惡感而影響決策，所以他們在判斷或行動上都相當自由。

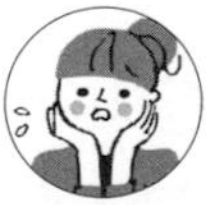

就算上級下達了不合理的指示，為了自己的成功與利益，不管事情有多麼骯髒或違背道德，他們都會毫不猶豫地完成。因此，比起在無足輕重的部門裡默默工作，他們比較可能往上層階級邁進，並一路擴張自身的影響力。

某IT企業的梁○○會長霸凌員工的影片被公開後，讓社會各界受到了強大的衝擊。根據影片內容顯示，他在辦公室裡任意毆打職員，並強迫員工將頭髮染成紅、黃、藍、綠等各種顏色。當然，如果員工本人也願意的話，把頭髮染成特殊色並不是什麼問題，但梁會長的情況是在用餐時看到食物裡有自己喜歡的色彩，就會指名同行的職員予以強迫：「喂！你明天染成這個顏色來上班吧！」於是引發了抨擊。此外，據說他還在會議上發弓箭和刀給員工，要求他們殺死活生生的雞隻。對沒有屠宰經驗的大部分員工而言，這樣的命令是非常殘忍的行為。從梁會長的種種惡行裡，可以看到許多反社會型人格障礙的特質。

找出反社會型人格障礙的原因

反社會型人格障礙是受遺傳因素影響很大的一種疾病，根據與犯罪率相關的雙胞胎研究顯示，同卵雙胞胎罹患反社會型人格障礙的機率，比異卵雙胞胎高達二~三倍。透過測定衝動控制與社會成熟發展度的腦波分析，可以發現反社會型人格障礙者的腦波活動比一般的成年人慢。此外，關於 MAO-A（單胺氧化酶）的研究，也是經常被提及的原因之一。

MAO-A 基因的作用，是分解腦中被稱為幸福荷爾蒙的血清素與多巴胺等神經傳導物質，並負責製造 MAO-A。根據研究顯示，MAO-A 活動低下的孩子，長大後較會發生反社會行為的問題。MAO-A 存在於人類 X、Y 染色體中的 X 染色體上，因此對男性而言較為不利。原因在於女性的染色體為 XX，男性則為 XY，如果女性其中一個 X 染色體發生問題，還有另外一個 X 染色體可以替代，但男性的情況卻不是如此，這正好說明了為何反社會型人格障礙出現在男性身上的機率較高。在 MAO-A 基因研究中，出現反社會型人格障礙的人們，大多數是幼年時期遭受過父母嚴酷的教育，或者乾脆被放任不管。由此可見，

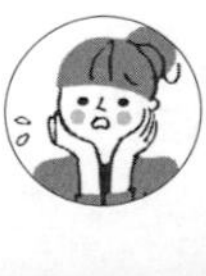

MAO-A 基因的低活動性與環境的相互作用，與反社會型人格障礙的產生有密切關聯。

此外，兒童時期的心理創傷與不穩定的依附關係，也和反社會型人格障礙的產生有關。孩子們會透過擁抱、餵奶給自己喝的人臉上喜怒哀樂的表情，形成情緒上的紐帶與共感能力，如果錯過了那個時期，就會終身無法學會擁有同理心，並導致罪惡感與良心的發展程度低下。而在嚴重的虐待和放任中長大的孩子，在敵對的環境裡會以「自我為中心」的方式當作防衛機制，為了生存和成功，他們選擇不相信別人說的話。最終，對他們而言，除了自己之外誰都不重要，只要是為了自身利益，傷害到他人也在所不惜。相反的，兒童時期如果被過度寵溺，也會出現反社會行為的狀況。若對孩子錯誤的言行睜一隻眼、閉一隻眼，最後會導致他們極度以自我為中心，認為自己絕對不會有錯，並深信自身的重要性凌駕於法律之上。這是因為孩子在沒有任何管制的環境中成長，從未有過為自己的行為付出代價或承擔責任的經驗。

類似且容易混淆的其他症狀

社會病態VS.心理病態

美國精神醫學會在《精神疾病診斷與統計手冊第三版》（DSM-3）中，將心理病態（Psychopath）歸入反社會型人格障礙的範疇內。不過，DSM為了消除在適用法律或保險時可能引發的混亂，把對疾病的定義側重在表面出現的症狀，因此，如果心理病態者沒有做出明顯的反社會行為或犯罪舉動，就不屬於反社會型人格障礙。此外，就算他們有明確地出現前述行為，也不能將心理病態與反社會型人格障礙視為完全相同的疾病。而「社會病態」（Sociopath）一詞，雖然不是精神分析學和心理學中的正式用語，但是心理學家們經常使用這個詞彙。

首先，社會病態與心理病態的整理歸納如下：社會病態原文是「Socio」和指稱病理狀態的「Pathy」兩者結合而成的詞彙，由先天性遺傳及後天的環境影響所導致，例如年幼時期有受虐的經驗等，遺留下來的心理創傷會讓孩子具有

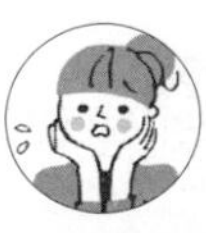

社會病態	心理病態
· 同時受到先天與後天影響 · 可以根據道德倫理區分出善惡 · 缺乏共感能力及自責行為	· 受先天遺傳影響 · 無法根據道德倫理判斷出是非 · 缺乏共感能力及自責行為

強烈的衝動及暴力傾向。社會病態者也會受到後天影響，因此可以根據普遍的倫理觀念區分出善惡。不過，由於他們的共感能力低落，且體會不到罪惡感，所以即使知道某些行為是錯的，依然會為了達成自身目的而不擇手段。此外，如果惡行被揭發，他們會試圖逃避責任，利用謊言或對方的同情心來度過危機。相反的，心理病態具有很強的遺傳傾向，從出生時就因為前額葉與顳葉功能的缺乏或喪失，導致沒有感情與共感能力。因此，心理病態者對於他人的痛苦完全無感，情緒異常冷酷。此外，因為他們並未形成法律或倫理的概念，所以無法判斷是非對錯。

✱反社會型人格障礙VS.偏執型人格障礙

反社會型人格障礙與偏執型人格障礙的共同點，在於兩者都會刻意折磨他人，並做出傷害對方的行為。而區別則是前者的這類行為雖然也帶有報復的意味，但大多是基於追求自身利益，或是單純為了享受快感；後者欺凌他人的行為，則是出自於想要報復對自己造成傷害的人。

＊反社會型人格障礙VS.做作型人格障礙

反社會型人格障礙與做作型人格障礙的共同點，在於兩者都十分衝動、追求快感且行動魯莽。此外，為了按照自己的心意控制對方，不僅會做出帶有誘惑性的行為，還會大膽地利用性關係接近對方。而兩者的區別是做作型人格障礙者以性魅力或言語操縱對方的目的，在於想要獲得關心、人氣與保護；相反的，反社會型人格障礙者則是為了自身利益、權力、金錢等目的而試圖控制對方，且手法會比說謊、詐欺、威脅等更加悖德，甚至不惜違反法律，這一點與做作型人格障礙者有所不同。

＊反社會型人格障礙VS.自戀型人格障礙

反社會型人格障礙與自戀型人格障礙的共同點，在於兩者都會為了達到自身目的而利用他人，且在人際關係中經常壓榨對方。此外，反社會型人格障礙

比較	與反社會型人格障礙的共同點	與反社會型人格障礙的差異點
偏執型人格障礙	有意地折磨或傷害他人	**反社會型人格障礙** ・源自於報復、追求利益或快感等欲望 **偏執型人格障礙** ・源自於報復對方的欲望

比較	與反社會型人格障礙的共同點	與反社會型人格障礙的差異點
做作型人格障礙	・性格衝動、追求快感且行動魯莽 ・為了操控他人而做出帶有誘惑性的行為	**反社會型人格障礙** ・為了利益、權力與金錢等目的而控制他人 **做作型人格障礙** ・為了獲取關心、人氣或保護而操縱他人

與自戀型人格障礙都相當缺乏對他人的同理心。而兩者不同的地方，是自戀型人格障礙者過度執著於他人對自己的看法，他們堅持一定要與社經地位高的人來往，也是因為有助於提升自己的價值與形象；相反的，反社會型人格障礙者與社會地位高的人往來，僅僅是為了自身的利益而已，兩種人格障礙在這方面存有差異。

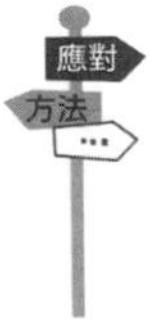

如果身邊有反社會型人格障礙者……

✱依循法規處理，切勿刺激對方

反社會型人格障礙者比一般人更加衝動，自尊感低且具有暴力傾向。此外，他們為了

比較	與反社會型人格障礙的共同點	與反社會型人格障礙的差異點
自戀型人格障礙	·在人際關係中壓榨對方 ·共感能力低落	**反社會型人格障礙** ·為了自身的利益而與位高權重的人交流 **自戀型人格障礙** ·執著於他人對自己的看法 ·為了提升形象而與社經地位高的人來往

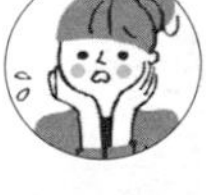

復仇會不顧自身安危，甚至有可能嚴重傷害他人。因此，即使他的行為激起了你的敵對之心，也不要貿然地去刺激或挑釁對方，因為很可能會落入危險。面對反社會型人格障礙者時，應該盡力讓自己保持冷靜，若是對方做出違法行為，依循公司的規定申訴或走法律途徑才是明智之舉。

✱找出事前預防的方法

如果一起工作的同事中有反社會型人格障礙者，應該盡可能不要分配講求道德感的業務給對方，或者執行時讓其他同事一起參與，以便能夠互相監督檢查。安排工作時盡量循序漸進，從管理小組經費、部門的文書用品等，到選定合作廠商、長期出差，然後再把管理工作現場的總職交給他。反社會型人格障礙者可能的違法行為不該是減免工作的藉口，由於遺傳和環境造成的影響，他們在性格上具有某些特質，除了事後的懲處之外，也要提前找出足以預防的方法。

✱強調現實性的處罰

人的個性不容易改變，特別是面對缺乏同理心的反社會型人格障礙者，一般的建議和忠告對他們沒有太大的效果。不過，當認知到自身行為招來的痛苦大於利益時，就會讓他們產生改變。「如果你再不停止類似的行為，我也只能去和組長商量了」、「年末考核的成績不會太好看」、「你很難繼續待在我們這組」，或是「以後如果再犯的話，我就要上報給人事部了」，類似上述的警告，會對他們產生較為顯著的影響。

✱能避則避

反社會型人格障礙者為了自身的利益與快樂，經常無視良心與道德，甚至總是做出違法行為，而且根據情況不同，還有可能讓你陷入高度的危險當中。因此，最好的應對方法就是盡量不要和反社會型人格障礙者往來，如果對方是你的朋友，建議現在馬上與對方斷絕聯繫。若是同組的前輩中有反社會型人格障礙者，那就盡可能申請調往其他部門；如果有困難的話，建議提前做好換工作的準備。在反社會型人格障礙者的身邊，不會有什麼好事發生。假如對方是你的家人，無論如何都一定要說服對方去醫院接受治療，透過諮商和藥物處方，可以有效調節衝動與暴力傾向。

應對方法

如果自己是反社會型人格障礙者……

✱將性格特質昇華為職業或興趣

可以把自己的衝動性、攻擊性和較低的共感能力昇華，將之發揮在工作上，像是飛行員、刑警、外科醫師、建築工地職、職業軍人、賽車手、特技替身等職業，都能夠為你帶來滿足感。除了工作之外，還可以透過跳傘、攀岩、打獵、搏擊等興趣培養，以社會認可的形式給自己發洩情緒的機會，這些方法都會帶來幫助。

✱提升自制力

衝動及帶有攻擊性的行為，就等同於將自己置身危險當中，因此懂得培養自制力比什麼都重要。首先，要了解自己在什麼樣的情況下會失去自我控制，是因為喝酒、聽到特定的言語、開車的時候，還是有人對你嘮叨時，必須仔細觀察自己的言行。接著，要具體規劃面臨該情境時，如何才能控制自己的行為，這可以成為緊要關頭時自我提醒的咒語。此外，盡可能避免會讓自己失控的狀況也是一種方法。

✱接受專家的協助

同時接受專家的諮商與藥物治療，也有助於減緩症狀。處方藥物可有效抑制衝動性與暴力傾向，特別是伴隨有憂鬱症、焦慮症、成癮問題或自殘情形的話，使用藥物治療可以獲得很好的效果。

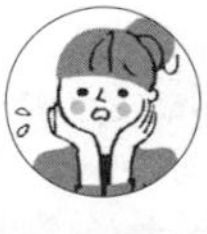

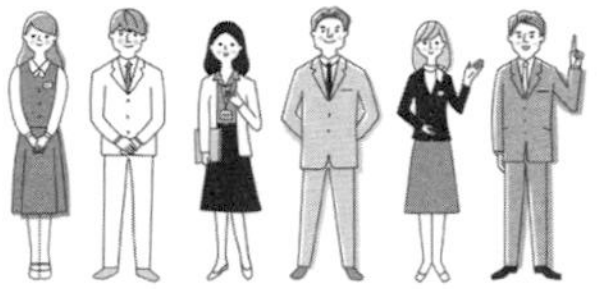

來自星星的你

韓劇《來自星星的你》不僅在韓國擁有高人氣，在其他國家也突破了二十五億的點擊量，甚至讓當地人對炸雞加啤酒等韓國飲食和人都好感度遽增。該劇講述的是四百年前掉入地球定居的外星人都敏俊，和頂級韓流女神千頌伊的愛情故事。在這部電視劇當中，也可以看到各種具有人格障礙的角色。

身為國民演員和韓流巨星的千頌伊，具有許多自戀型人格障礙者的特質。她從小學、中學到高中，都一直在拍攝現場度過，沒有接受過正規的學校教育，也沒有和同齡朋友相處過。因此，劇中的千頌伊缺乏常識又目中無人，這副模樣也招來許多討厭她的人。表面上的千頌伊做為韓流巨星，看起來威風凜凜且什麼都不缺，但實際上她的父親離家出走，母親眼中只看得到錢，家庭生活過得既不和睦也不順遂。也就是說，她的身邊圍繞了許多人，可是卻沒有實際能夠分享溫暖的家人或朋友，這種悲傷、孤獨與傷痛，讓她想要藉由人氣和稱讚來獲得補償。

四百年前降落在朝鮮土地上的外星人都敏俊，具有非常憤世嫉俗的個性，他斷定人類所謂的愛情，不過就是嫉妒、性欲、佔有欲和憐憫之情產生的錯覺。都敏俊對他人毫不關心，顯得相當冷血，所以幾乎沒有親近的朋友，甚至連常見的職場聚餐也一次都沒參與過，極度抗拒與人們接觸。雖然他的行為模式主要是為了隱藏外星人的身分，但他在完全被孤立的情況下，不僅沒有感到任何不便，反而還顯得相當自在，從這一點來看，可以說是具有孤僻型人格障礙。

最後，財閥集團的繼承人李載京則是屬於反社會型人格障礙。他為了自身利益不擇手段，如果受到了某人妨礙，就會表現出非常殘忍的一面。被他監禁或冷血殺害的人，光是檯面上公開的就至少有五人。劇中的李載京不僅缺乏同理心，做事相當衝動且帶有攻擊性，甚至還殺害了自己的女友和親哥哥。

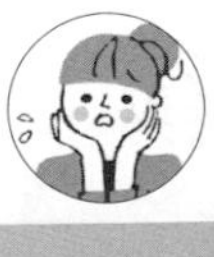

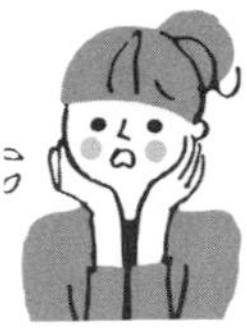

「不要把我丟下！」

依賴型人格障礙

依賴型人格障礙的觀察重點

在下列的項目中，如果符合五個以上，就很可能是患有依賴型人格障礙。

1. 如果沒有他人的建議或保證，對於一般日常性的選擇難以下決定。
2. 連自己人生中至關重要的部分，也需要某個人來幫忙承擔。
3. 與其說是動機或能力不足，應該是缺乏判斷力與自信心，才導致事情很難起頭或順利執行。
4. 害怕失去他人的支持或認可，所以不敢提出反對意見。

5 為了獲得他人的關照與支持，甚至會主動去做自己本來忌諱或抗拒的事。
6 擔心自己一個人會做不好，所以獨自一人時總是會感到不安或無力。
7 在結束一段親密關係之後，會立刻尋找下一個能夠給予關愛和支持的人。
8 害怕自己可能會面臨必須自立自強的處境，為此陷入不切實際的糾結。

〈H政府機關 △△組 曹組長之訪談〉

曹組長：我今年升上了組長，老實說真的覺得很吃力，以前還是小職員的時候，從來沒有覺得工作這麼累。我和共事的前輩或組長們總是相處融洽，也頗受信任，有什麼困難的話就和組長商量、解決，所以幾乎沒有什麼不滿或抱怨。但今年我晉升為組長後，很多事情都變得不一樣了。

鄭博士：可以具體描述一下讓曹組長覺得吃力的部分嗎？

曹組長：在當上組長後我才發現：原來自己很難對事情做出決定。仔細想想，小時候重要的事都是父母替我下判斷，結婚後我則是很依賴老公。老公有時候會說「為什麼連這種小事都要問我？」，但我總回答「我有一點選擇障礙」，就草草帶過了。在當上組長之後，組員請我下判斷時我經常會猶豫不決，在必須決定的那個瞬間，就會覺得好像快要窒息一般難受。我喜歡有人指使我、替我下決定，所以一開始很多事情我都和組內的副手商議，然後按照他的決定進行，但現在他好像也察覺到有點奇怪，一直向他問東問西似乎也讓他倍感負擔……我自己也覺得我不像組長的身分，工作時還是像一般組員一樣。

鄭博士：在獨自下決定時，是什麼讓你感到很困難呢？

曹組長：由我下決定的話，感覺好像就會出問題。比起一個人判斷，多方詢問不是更好嗎？也可以減少失誤……不過，也可能是我從來都沒有自己下過決定，所以根本不知道要怎麼選擇。

剖析依賴型人格障礙

所謂的依賴型人格障礙，指的是過度渴望獲得周圍人的保護，以致不斷地糾纏他人，且因為害怕被對方拒絕，所以即使對方提出無理的要求，也會順從地予以接受。發病率約為百分之零點五，女性稍微高於男性。之所以會有這樣的結果，可能是因為女性天生在體能上較為弱勢，於成長過程中受到過度保護的機率較高；也可能是社會上經常教導女性必須善良、溫順與端莊，才致使這樣的差異產生。此外，「好女人情結」也會增加女性患有依賴型人格障礙的比率。依賴型人格障礙者大多人際關係狹隘，只侷限在幾個自己依賴的人身上，剛開始的對象會是父母，等到長大成人之後，就會尋找可以替代父母角色的朋友、戀人或配偶。反社會型人格障礙者與依賴型人格障礙者的組合，經常會被稱作「孽緣」，特別是以後者的立場而言，反社會型人格障礙者是最不應該遇到的對象。但令人遺憾的是，在現實生活中兩者往往會產生聯繫，繼續閱讀接下來的內容，就能逐漸理解箇中緣由。

觀察重點1

如果沒有他人的建議或保證，對於一般日常性的選擇難以下決定

觀察重點2

連自己人生中至關重要的部分，也需要某個人來幫忙承擔

對於要自己下決定或執行某件事，會產生非常不切實際的恐懼，因此經常不斷地反覆確認、詢問周邊之人的意見。如果缺少他人的建議或擔保，不只在日常事務上窒礙難行，就連面對人生重要的抉擇時也會覺得困難重重，這就是依賴型人格障礙者的特徵。而令人惋惜的是，在依賴型人格障礙者的身旁，經常伴有相當固執的父母，其中又以母親居多。他們為了讓孩子少犯點錯、少浪費一些時間，所以只讓孩子走父母決定好的平坦道路。然而，人生所有的抉擇不可能都由母親來代為判斷，因此就算孩子會出現失誤或浪費時間，也應該要讓他們學習深切思考自身的問題，然後自行做出決定，並且對該行為負責。「要穿什麼樣的衣服？」、「零用錢不多，那個是不是非買不可？」、「數學成績一直往下掉，是不是該去補習？」等，年幼時期的這些問題，都是孩子們得以

做出選擇的時機。當然，如果孩子們難以下判斷，父母可以從旁協助，但最終的決定必須交由孩子自己確認。隨著經驗的累積，能夠助長孩子漸漸做出更明智的選擇，但很可惜的是，依賴型人格障礙者在成長的過程中，沒有機會體驗這樣的經歷。因此，他們在上了大學之後，對於要交什麼樣的朋友、如何規劃課程表、空堂時間要做什麼等細碎的日常事務，也都要接受父母的指引。在踏入職場後，對於工作方面的問題、與上司之間的關係等等，也事事依賴並問過父母，有的父母還會直接打電話給主管或人事部表達不滿。過去也曾有過這樣的案例：新進職員因為業務疏失而被上司指責，結果他不僅趴在桌上哭了好一陣子，更荒唐的是隔天父母還直接到公司幫忙收拾行李走人。

我們的生活是一連串選擇的延續，且隨著年齡增長，無論是在金錢還是影響力方面，需要做出重要抉擇的瞬間會愈來愈多。這種選擇和決定的能力，不是在某個時機點上突飛猛進，而是隨著生活經驗的累積而慢慢改善，但依賴型人格障礙者卻沒有機會增進類似的經驗。因此，隨著時間流逝，他們會愈來愈難靠自己做出決定，惡性循環不停地反覆，最終連自己重大的人生決定都得仰賴他人協助。

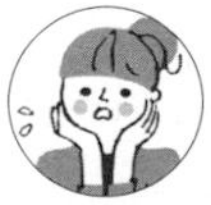

觀察重點3

與其說是動機或能力不足，應該是缺乏判斷力與自信心，才導致事情很難起頭或順利執行

一般來說，當進入一個新的組織後，有段時間都很難自己決定或主導某項專案，大部分的工作都是按照主管的指令進行，且那些項目也大多有往例可循。因此，只要根據前輩的決定與方式，在不闖禍的前提下把工作好好完成，基本上不會有什麼問題。隨著時間流逝，這樣默默認真工作的職員，通常都會被賦予專案領導人或是組長之類的職位，開始有負責或是引導他人的機會。這種時候，雖然多少會有些心理負擔，懷疑自己能不能做好，但一方面也會覺得自身能力獲得了認可，不僅信心隨之上升，鬥志也會跟著高漲。然而，這種情況對依賴型人格障礙者來說，不僅不是大展身手的機會，還可說是職場生活裡前所未有的危機。要在自己的主導下做出決策，分配工作給組員們並施加壓力，還要在結案日之前緊盯進度，對所有結果負起責任，這樣的工作對依賴型人格障礙者而言比任何事都要可怕。一般人通常會希望被賦予管理的職責，如果未能如願，內心就會感到相當挫折；不過，依賴型人格障礙者會主動婉拒這樣的職

位，而且在不用領導他人時反倒更加心安。他們認定自己的能力不足，覺得一定有人比自己做得更好，如果自己擔下重任，肯定會因為實力不夠而產生問題。他們害怕自己在眾人面前出醜，招來厭惡甚至是被拋棄。

觀察重點4

害怕失去他人的支持或認可，所以不敢提出反對意見

不管怎麼看都情況不對，且自己也心不甘情不願，但就是無法果斷地拒絕他人。在依賴型人格障礙者的內心深處，隱藏著「不想被討厭」的心理，這也是他們最核心的情感。依賴型人格障礙者為了尋找可以依靠的對象，並且讓對方喜歡自己，經常會積極地配合對方，甚至是採取卑躬屈膝的姿態。因為害怕被依賴的對象拋棄或失去支持，所以他們不惜忍受自己不願意做的事，藉以維持與對方的依存關係。依賴型人格障礙者不會對他人的意見提出反駁，即使看到令人討厭的行為也會容忍和默許，而這樣的性格特質，在壞人眼中看起來就成為了容易利用的對象，所以他們一旦遇人不淑，在社會生活上就會遭遇極大的困境。依賴型人格障礙者對於上級提出的不當要求，像是明顯地把工作都集中

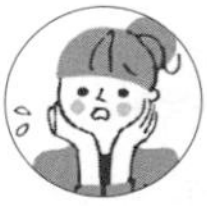

在自己身上、明目張膽地要求幫忙處理工作以外的個人事務，甚至是性騷擾或猥褻等行為，都不會做出任何反抗，而是心甘情願地概括承受。

鄭小姐（三十二歲）隸屬於經營支援組，公司是規模三十人以內的IT領域K企業，最近的她感到十分苦惱。鄭小姐一直到結婚前都只穿媽媽買的衣服，購物和休閒活動也只和媽媽一起，出門的話每隔一小時就會發訊息或打電話給媽媽報平安。大學時她選了可以從家裡通勤的學校，結婚對象也是透過媽媽介紹，所幸丈夫相當體貼，在他的保護傘下沒有碰到任何問題。後來，她透過丈夫的朋友認識了K企業，也在丈夫的積極勸說下進入該公司。不過，就在她到職三個月後，主管開始會指使她為自己個人的事務跑腿，或者交付她過多的工作，導致加班的情況愈來愈頻繁。此外，主管還會以交代工作內容為由把她找來，對她開一些帶有色情的玩笑，或者試圖對她上下其手。面對這樣的情況，鄭小姐卻無法果敢地進行應對，導致對方的行為愈來愈過分。雖然主管的行為讓她很痛苦，但是她更怕丈夫在知道實情後，不僅會與上司發生糾紛，還會對自己感到非常失望，因此她只能每天過得戰戰兢兢。

觀察重點5

為了獲得他人的關照與支持，甚至會主動去做自己本來忌諱或抗拒的事

觀察重點6

擔心自己一個人會做不好，所以獨自一人時總是會感到不安或無力

觀察重點7

在結束一段親密關係之後，會立刻尋找下一個能夠給予關愛和支持的人

依賴型人格障礙者因為害怕被對方拋棄，所以會用盡全力避免自己落入該局面。他們會過度地配合對方，如果覺得自己與對方的關係疏遠了，還會表現出死纏爛打的模樣。假如依賴型人格障礙者依靠的對象是個自私、惡劣的人，他們就很有可能被單方面地剝削和利用。從這個層面來看，依賴型人格障礙者如

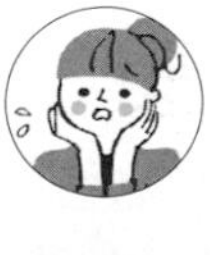

果和反社會型人格障礙者糾纏在一起，處境就會變得相當危險，但很遺憾的是，他們經常會被反社會型人格障礙者牢牢套住，成為理想中的獵物。雖然一般人的情況也大同小異，但依賴型人格障礙者的情形格外嚴重，在碰到反社會型人格障礙者後，他們的人生會就此變得錯綜複雜。因為他們即使被對方利用，也很難憑藉自己的力量擺脫控制。

職場媽媽裴〇〇（三十八歲）代替能力不足的丈夫一肩扛起家計，每次丈夫闖下禍事，也是由她為丈夫收拾善後。下班回家後，她會一手包辦所有家務，而丈夫只是整天在家打電動。對於這樣的情況，她只表示丈夫玩遊戲至少比喝酒好，因為丈夫每次喝酒就會使用暴力，但是玩遊戲時只要她不去打擾，就不用忍受對方的拳打腳踢。明明就沒有理由一定要共同生活，而且和對方住在一起也相當痛苦，但她面對這種不斷反覆的情況，也還是會說「老公只有喝醉時才會那樣，平時的他人還不錯，真的不是什麼大奸大惡的人」，就像沒什麼大不了般地草草帶過。因為對依賴型人格障礙者而言，深信「相處起來痛苦也總比沒人依靠來得強」。站在旁觀者的角度，內心可能早已火冒三丈，但若本人執意如此，周圍的人無論再怎麼勸阻也沒有意義。

有些依賴型人格障礙者，會好不容易地下定決心擺脫眼前困境，然而，他們總是很難與人分開，所以在過沒多久後又會找到新的對象。不管是戀愛還是婚姻，對關係感到疲憊的那一方，通常會害怕再與新的對象交往，所以會選擇休息好一陣子，或是在挑選對象時變得非常慎重。但令人訝異的是，依賴型人格障礙者的空窗期都很短暫，或者幾乎是無縫接軌。因為他們在獨處時會感到非常無力和不安，於是會藉由交往新對象來弭平焦慮。在與某人交往之前，就算謹慎、充分地衡量評估，也難以百分之百避免遇到奇怪的人，但依賴型人格障礙者是只要周圍一出現魚餌，就會心甘情願地立刻上鉤。當然，這不是指依賴型人格障礙者碰到的都是怪人，有些人會在父母溫暖的陪伴下像花草一樣成長，然後與父母為自己選擇的對象交往，在另一半的保護下一路順遂。不過，從依賴型人格障礙者的性向來看，他們很容易被反社會型人格障礙者捕捉。一

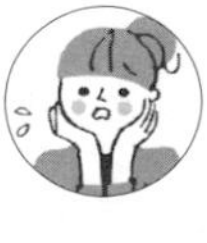

般人在遇到反社會型人格障礙者時，通常會發現對方的行為異常，很可能在初期就選擇把這段關係剪斷；但依賴型人格障礙者即使不斷遭受折磨，也很少會主動離開對方，或是毅然決然地與對方斷開聯繫。

觀察重點8

害怕自己可能會面臨必須自立自強的處境，為此陷入不切實際的糾結

婚後生活順利的金〇〇（女，五十歲）曾因為焦躁與不安而前來接受諮商，她表示自己的母親和丈夫年紀都愈來愈大了，假如他們先丟下自己離開的話該怎麼辦，為此她最近擔心到夜不成眠。當然，如果父母或配偶突然從自己的身邊消失，一定會感到非常悲傷和迷茫。不過，現在對方並不是臥病在床的狀態，因此她所感受到的焦慮並不實際。由於依賴型人格障礙者認定自己無法獨力生存，所以會對被單獨留下或遺棄等懷抱著不安。

在K半政府機關上班的蘇小姐（三十二歲），與過度干涉自己生活的母親關係非常差。她工作的地點在首爾江南附近，住家則位於仁川，每天上下班的通勤時間平均要五個小時。因此，蘇小姐在六點下班後直接回家的話，時間也已經超過八點；如果加班或者在外簡單地用完餐再回家，就一定會超過晚上十點。不過，蘇小姐的母親將門禁時間定為十點，只要稍微晚一點到家，她就會不停地嘮叨。此外，她還會對蘇小姐外出的服裝、交友關係、生活習慣等事事干涉，因此母女的關係不僅很差，最近還到了水火不容的地步。假如你是蘇小姐的話，會做出什麼樣的決定呢？或許自己搬出來住不是件容易的事，但在公司與住家相距遙遠、與母親不睦，且經濟條件也許可的情況下，獨自搬出來生活是個值得考慮的選項。蘇小姐的朋友也強烈建議她從家裡搬出來，但每次她都會以「要存錢」這種冠冕堂皇的理由帶過，然後依然每天回到那個不斷爆發衝突的家。蘇小姐從高一開始和母親的關係就一直不好，但升上大學後的她也沒有想過要住學校宿舍，或者在學校附近自己找房子住，因為她雖然討厭媽媽，可是也沒有獨立生活的自信。依賴型人格障礙者會按照父母的意願發展，但也不是一路上都溫順乖巧。幼年時或許對父母百依百順，不過一旦進入青春期，

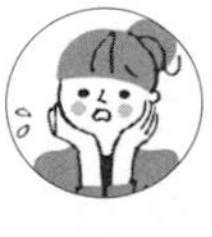

就會開始對管控自己的父母心懷不滿。然而，因為他們沒有信心可以自行做出決定，所以仍舊相當依賴父母。以這種狀態長大成人後，與父母的關係可能會變得很差，但因為內在的力量薄弱，所以無法脫離父母獨立生活，前述的蘇小姐就屬於這種情形。

依賴型人格障礙者可以分為兩種類型：

- **兒童型：**就像小孩子一樣，內心處於不成熟的狀態。雖然年齡已是成年人，但缺乏像成年人一樣做出決策、自行解決問題的能力。他們連日常生活中瑣碎的部分都要逐一詢問、確認之後，才能擁有安全感並付諸實行，也因為這樣的性格傾向，他們會連人生中重要的抉擇都交由他人來決定。在依賴型人格障礙者的周圍，經常會有為他們決定一切事物的父母、配偶或代理人等。
- **犧牲型：**在日常生活能力方面沒有問題，而且顯得相當積極，不過由於自信心處於低落狀態，所以會試圖尋找能夠主動引導自己、讓自己依靠的對象。如果遇到好的對象，他們就可以在對方的呵護之下生活順遂，否則的話，就很可能過上被對方任意擺布、剝削的不幸生活。此外，他們很難單靠自己的力量從對方身邊逃離，也因為這樣的性格特質，導致他們十分容易落入邪教的控制。

找出依賴型人格障礙的原因

如果一個人具有強烈的依賴性，那麼基於這種性格傾向，他們也很善於發現周邊的弱勢人士。在看到周圍有某個人獨自過得很辛苦時，他們很清楚那樣的處境有多難熬，所以會積極地想要幫助和保護對方。依賴型人格障礙者雖然會想倚靠強者，但面對比自己弱勢的人，他們也會試圖以監護人的角色自居。

依賴性強的人會非常倚賴自己的父母，但是在有了子女之後，就會對子女過度保護，這是一種依賴性的延續——依賴性強的父母養出依賴性強的子女。他們擔心孩子會走錯路，所以事先幫忙下決定並想好應對之策；如果孩子稍微遇到了困難，他們就會馬上伸出援手；只要覺得是正確的事，他們就會不顧孩子的心情而予以強迫。此外，他們在孩子乖巧順從時，會給予稱讚或物質方面的

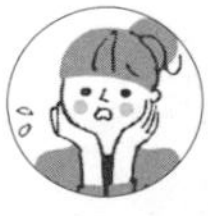

獎勵，反之則會採取嚴厲的態度或施以懲罰。孩子如果不斷累積類似的經驗，就會無條件接受父母的指示，並且人生的絕大部分都會依賴雙親。在患有依賴型人格障礙的父母嚴格保護下，孩子無法做出獨立自主的決斷，而且除了父母之外，他們也會對其他人表現出依賴行為。依賴型人格障礙者在幼年時總是處於父母的保護之下，因此症狀不會過於明顯，但是到了成年之後，與父母之外的人交流逐漸變得頻繁，這時症狀就會開始一一顯露。

類似且容易混淆的其他症狀

依賴型人格障礙VS.強迫型人格障礙

兩者的共同點是在幼年時期的成長過程中，皆無法自由表現出意願和行為；而差異點則是強迫型人格障礙者對父母表現得過於忠誠，依賴型人格障礙者則是顯得過度依賴。

比較	與依賴型人格障礙的共同點	與依賴型人格障礙的差異點
強迫型人格障礙	在父母強烈的支配下成長	**依賴型人格障礙** ・對父母過度依賴 **強迫型人格障礙** ・對父母過度忠誠

比較	與依賴型人格障礙的共同點	與依賴型人格障礙的差異點
畏避型人格障礙	・過度在意他人 ・會因他人的評價或反應受到極大的影響	**依賴型人格障礙** ・事事都想迎合他人 **畏避型人格障礙** ・直接選擇迴避人群

比較	與依賴型人格障礙的共同點	與依賴型人格障礙的差異點
做作型人格障礙	・渴望獲得他人的關心與喜愛，所以總是盲目地聽從他人建議 ・害怕被他人拋棄	**依賴型人格障礙** ・不會像做作型人格障礙者一樣，為了獲取他人的關注與愛護而展現出多變的形象 **做作型人格障礙** ・為了霸佔他人的關心與喜愛，會根據對方喜好演繹出多樣的面貌

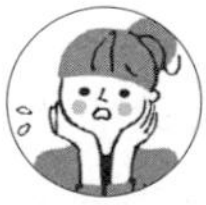

＊依賴型人格障礙VS.畏避型人格障礙

兩者的共同點是過度在意他人，而且會因對方的評價或反應受到很大的影響。不過，依賴型人格障礙者的情況，是會為了對方的想法和反饋而事事迎合；反之，畏避型人格障礙者在對他人過度介懷的情形下，會索性選擇迴避人群。

＊依賴型人格障礙VS.做作型人格障礙

兩者的共同點是都渴望他人的關心與喜愛，總是盲目地接受他人的建議，且非常害怕被他人拋棄。不過，兩者的差異點，在於做作型人格障礙者不僅會全盤接受他人的意見，還會為了獲取關注和憐愛而積極主動地靠近對方，且這時他們不會堅持自己一貫的個性或風格，而是會按照對方的喜好來改變自己的模樣。相反的，依賴型人格障礙者因為自信心低落，所以不會主動積極地改變自己，或展現出千變萬化的形象。

應對方法

如果身邊有依賴型人格障礙者……

✱明確地劃分界線

在有人詢問自己的意見、仔細傾聽並照著施行時，人們一般會感受到自己存在的價值且獲得滿足。不過，如果對方具有依賴型人格障礙，在給予建議的過程中，可能從某個瞬間開始就會覺得自己「過度干預對方的人生」。依賴型人格障礙者初期會簡單諮詢一些工作內容或職場生活上的問題，接著會漸漸把自己人生重要的抉擇都拿來徵求你的意見，表現出依賴行為。如此一來，你就會在不知不覺的情況下過度干涉對方的人生。假如你沒有打算為對方的人生負責，就應該明確地向對方說清楚。依賴型人格障礙者如果詢問你有關個人的重要事務，與其輕率地給予答覆，不如表示：「你的提問對我來說太困難了，這種事情通常沒有正確答案，最重要的是你自己的想法」，適當地與對方劃清界線比較好。

✱向對方提問

通常管理的經驗和年資不多的話，在組織中不太會需要獨自做出重要決策，因此，依賴型人格障礙者在還是社會新鮮人時，可能看起來溫順乖巧，會好好地回報工作內容，只是在分配工作時感覺提問有點多而已。不過，他們在從事同樣的工作好幾年後，仍然會無法把自己內心的想法表達出來，總是不斷請求周邊的人重複確認並做出決定。就身為組長的立場而言，交代工作時他們不會有什麼不滿或抱怨，管理起來似乎很輕鬆，但等到對方的年資漸漸增加，需要交給他們重要的職務時，做為組長的你就會開始感到不安。假如身邊有罹患依賴型人格障礙的後輩，在與他們討論業務時，與其直接回答對方提出的疑問，不妨先徵詢他的個人意見。假設後輩詢問：「前輩，業主原本打算以A方案進行，但現在卻說要改成用B方案，我們應該怎麼辦呢？」建議你在提出自己的看法之前，先對他拋出類似以下的提問：「從A方案改成B方案的話，執行上會有什麼問題嗎？」這時，依賴性高的職員可能會答道：「啊，不是，那麼我就改成以B方案進行。」接著，你可以這樣解釋：「不是，我的意思不是要你直接改用B方案，只是聽起來你對改換方案好像有點擔心，所以我很好奇是基於什麼樣的原因。」接下來，可以根據後輩的回答提出各式各樣的反問：「按照業主的意見，改成用B方案做的話，對我們來說有什麼好處呢？」、「如果幫業主改成B方案的話，相對地我們可以在哪些部分提出要求呢？」、「這樣的話我們要如何說服業主？」等等。收到提問的話，人們都會本能地陷入苦惱，他們有可能無法在一開始就給予適切的答覆，也可能會因此而感到相當吃力。希望你能仔細觀察對方的反應，適當調整問題的數量與難度，讓對方試著去思考的話，他就會慢慢減少向你提問的次數。

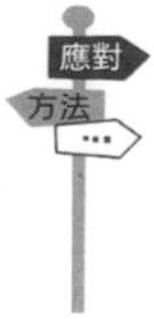

如果自己是依賴型人格障礙者……

＊即使是小事，也要由自己來決定

在幼年時期，你可能連一點小事都不曾自己做出決定，因此，希望你能從現在開始累積類似的經驗。不要再習慣性地詢問周圍的意見，也不用一開始就急著做出重大的決定，只要從日常生活中自己應該作主的事物起步就好。像是中

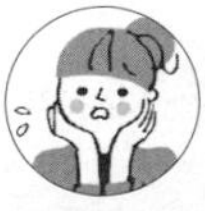

午和同事們一起用餐時，可以試著表達自己想吃什麼、由自己來規劃週末的活動，或者目前的打扮只是順應母親喜好的話，也可以從現在起嘗試一下自己想要的風格。由自己來做決定，並且對該決定負責。唯有層層累積這樣的經驗，才能在往後的日常生活裡，由自己做出身為成年人必須面臨的抉擇——這就是所謂「大人的生活」。

✱討厭的話就如實地表達出來

在日常生活裡，你會幫助比自己辛苦的人，且根據情況的不同，有時也會不求回報地大方分享。不過，如果周圍有人刻意利用你的這種特質，持續地予以剝削，那麼就一定要斬斷彼此的聯繫，不能再默默忍受對方不當的要求。就算對象是自己的上司，只要他提出的事情不合理或不正當，就應該要鄭重、果斷地拒絕。假如自己難以直接表態，可以請求身邊的同事協助，或者通知負責該業務的相關部門。此外，如果父母在家裡也有過度干預的情形，即使不到闖入職場的程度，也必須明確地和他們把話說開。雖然實踐起來相當不易，但必須得要跨過這道檻，才能不再被身邊的人左右。你是不是擔心這麼做的話，會被周圍的人討厭或拋棄呢？那麼，就請捫心自問：「我是否真的愛自己？」如果想獲得他人的愛，首先就必須懂得愛護自己。倘若連自己都不愛自己，又有誰會喜歡你呢？所謂的「愛」，就是要守護自己免於受害，但願你能好好地保護自己。

✱嘗試參與志工活動

在前文也曾經提到過，具有高度依賴性的人，相對的保護弱小的本能也很強烈。這種性格傾向如果遇到了壞人，下場就是被對方無盡地剝削，而能夠克服這種局面的方法，就是把自己的能量投注到需要幫助的團體上，像是養老院、孤兒院等社福機構。這樣的義工活動是在社會的常規內進行的，所以不必擔心被單方面壓榨，機構也設有一定的標準以防止過度行善。此外，在志工活動中收到的感恩與回饋，會有助於自信心的提升，對依賴型人格障礙者而言，參與志工服務將會成為非常美好的體驗。

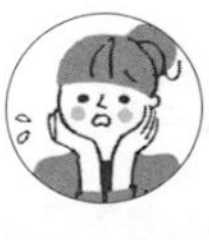

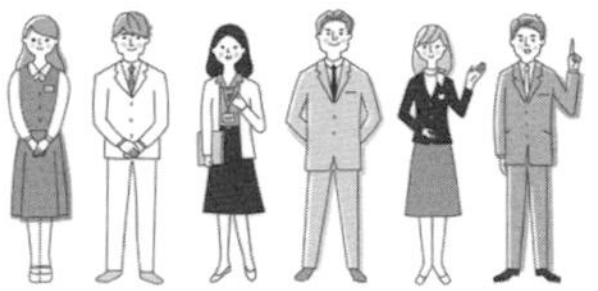

夫婦的世界

電視劇《夫婦的世界》描述的是一對原本深信愛情的夫妻，因為背叛而打破信任，並陷入復仇漩渦裡的故事。從人格障礙的角度來看四位主要人物的話，大致可以分析如下：

池善雨是家庭醫學的專科醫師，同時也是高山市家庭愛心醫院的副院長。年幼時期的她，因為一場交通事故而失去雙親，不過讓她倍感痛苦的，不僅僅是孤獨的滋味，還有那些來自周圍之人的同情。因此，池善雨比任何人都要執著於家庭幸福與職業聲譽，追求展現完美的一面，為此一直嚴格控管自己的生活。此外，為了不受到他人批評，她建立了比一般人更高的道德標準，努力成為一名「好人」。但是，就像許多白手起家的人一樣，她對自己的行事方式充滿信心，不懂得聽取他人建議，更經常將別人的安慰當作同情。這樣的態度讓她顯得獨斷專行，可是本人卻絲毫沒有察覺。劇中池善雨的形象，和強迫型人格障礙者有許多相似之處，而且在周圍朋友默認其丈夫外遇的場面中，她是以自己的想法來界定人際關係，顯現出偏頗又不穩定的狀態。

接下來，是身為電影導演暨娛樂公司社長的池善雨前夫李泰伍。像李泰伍一樣過度自戀的人，特徵是會對成功、權力、美麗、年輕等十分執著，如果現實不能達到自己的要求，他們就會感到非常挫折。而李泰伍的情況，是在工作上無法獲得成就，像寄生蟲般從妻子那裡獲得許多支援。不過，比起對妻子心懷感激，他反倒在無意識中更加流於自卑，並且強調自己是為了恢復因妻子而崩潰的自尊心才會外遇，將自身的行為合理化。因為外遇的對象年輕且缺乏社會歷練，在相處的過程中能夠讓他享受優越感。強烈自戀的人不僅缺乏同理心，還經常會把自己的行為正當化、合理化，完全不會對他人心生愧疚。當再婚的對象呂多景與自己的兒子俊英產生糾紛時，李泰伍甚至還搧了兒子耳光，對他破口大罵：「有多少人因為你一個人而受累？你還要連累大家到什麼地步？」明明外遇的人是自己，卻把所有造成家庭不和的原因都推給兒子。此外，他還把身邊的人當作是取得利益的管道，甚至將對方視為可壓榨的對象。當然，李泰伍也有可能真心愛過善雨，不過，他卻從沒想過自己的外遇會給妻子帶來多大的傷害。他是個以自我為中心的人，所以會對他人的痛苦缺乏共鳴、理解與關懷，只按照自己的欲望任性而活。上述這些特徵，都足以證明李泰伍具有自戀型人格障礙。回顧他的成長期，李泰伍的父親也因為出軌而拋棄了家庭。不少人會因為父母外遇而飽受痛苦，但自己長大後卻又跟著出軌，這種現象大多不是基於遺傳問題，而是所謂的創傷後壓力症候群（Post-traumatic stress disorder，簡稱 PTSD）。李泰伍的外遇行為是一種等視（即使討厭父親出軌，自己卻還是步其後塵）與固著（無法從父親外遇的傷痛中擺脫，流連在自己受傷的那段時期），外遇家庭出身的孩子也重複了出軌行為，不是因為血緣關係所導致，真正的問題是在當事人身上的「創傷」。

第三個要分析的角色，是李泰伍的外遇對象、高山地區知名人士的獨生女呂多景。呂多景是個非常不穩定和不成熟的人，而在擁有安穩家庭與事業的李泰伍身上，她感受到了在同齡朋友身上看不見的穩重與體貼。她不知道，自己眼前的一切，其實都是由泰伍的妻子一手打造。因為自己的行為而毀去一個家庭的幸福，讓對方的妻子和子女倍受痛苦，對於這些她沒有絲毫的罪惡感，擁有我行我素、自私自利的一面。此外，在她身上還可以看到許多做作型人格障礙的特徵。呂多景總是想要獲得他人關心，而且情緒變化的速度相當快。為了把對方的焦點集中在自己身上，她會不惜利用外貌做為手段，在人際關係上也十分依賴對方。她會採取誘惑性的態度，試圖操控、支配對方按照自己的心意行事。

最後一個角色是閔賢書的同居男友朴仁圭。朴仁圭是反社會型人格障礙者，性格急躁、衝動，且帶有攻擊性。因此，他在人際關係方面反覆地與人發生爭執與衝突，忽視自己和他人的安全。此外，為了獲取自身利益，他會不斷地編造謊言，對他人承受的痛苦漠不關心。朴仁圭把對女友閔賢書的執著和依賴誤認為是愛情，他習慣對女友拳打腳踢，卻又把施暴的原因歸咎於對方。但即便如此，他也不願意對女友放手，依舊固執地纏著對方。不管女友怎麼想，只要自己愛著對方就好了；如果女友對自己不感興趣，便用暴力強迫對方就範——這就是朴仁圭的思考方式。另外，朴仁圭還遊走於池善雨和李泰伍之間，為了獲取利益，甚至毫不猶豫地做出犯罪行為。

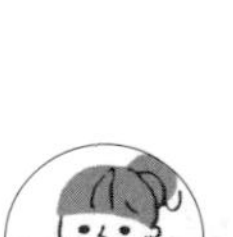

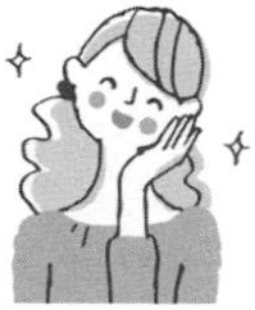

「是天使還是惡魔！」

邊緣型人格障礙

邊緣型人格障礙的觀察重點

在下列的項目中，如果符合五個以上，就很可能是患有邊緣型人格障礙。

1. 情緒起伏嚴重，持續處於敏感、焦慮與不悅的狀態。
2. 頻繁地發脾氣、怒不可遏，甚至還會爆發肢體衝突等，在憤怒調節方面遇到問題。
3. 在感受到壓力時，會暫時性地產生妄想與解離。
4. 非常害怕遭到拋棄，會為了不被丟下而拚命努力。

5. 過度理想化或是貶低對方，呈現出不穩定、極端的人際關係。
6. 會做出對自己有害的衝動行為（浪費、暴飲暴食、開車時分心、性關係複雜、濫用藥物等至少兩項）。
7. 自我認同與自我意識不穩定。
8. 感受到慢性的空虛。
9. 反覆出現自殘行為、自殺要脅，或是企圖自殺等。

〈S Hotel 餐飲部　姜經理之訪談〉

姜經理：我的情緒起伏很嚴重，在職場上雖然具有開朗、堅韌的形象，但實際上內心非常脆弱，在情感方面總是感到非常不安。大學畢業後，我第一次談了一場真摯的戀愛，在得知自己的性格非常神經質，甚至還把對方逼向絕境後，我自己也嚇了很大一跳。在相愛的時候，就覺得失去對方我會活不下去；在彼此厭惡時，就覺得對方乾脆死一死好了，這種情緒起伏的程度就像翹翹板一樣。我在學生時期也有敏感的一面，但出社會後好像又變得更嚴重了。在職場上遇到奧

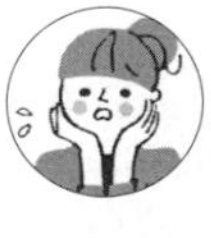

客而倍感壓力時，我就會像瘋子一樣，因為一點小事就對男友大發雷霆，然後在鎮靜下來後才又向對方道歉。雖然我知道自己這樣的行為是不對的，可是每次談戀愛時都會反覆出現這樣的場面，導致戀情的結局總是不好，我這樣的個性又有誰能忍受呢？

鄭博士：心理上覺得很疲憊時，會有什麼樣的想法和感情呢？實際上會採取哪些行動？

姜經理：我覺得自己大致上抗壓性很低，如果有什麼煩惱的話，思緒就會變得非常複雜，感覺頭昏腦脹。我很常一直到凌晨都還失眠，有時候還會連續好幾個月生理期都沒來。最近我只要靜靜待著，就會覺得內心空蕩蕩的，總是忍不住流下眼淚。不久前我和男友分手了，分開的過程也非常痛苦。和戀愛初期不同，男友聯繫的次數愈來愈少，為此我們吵了好幾次架，但他說我讓他感到快要窒息，於是提出了分手。我哭著挽留他，但最終他還是離我而去了。那段時間真的太過難熬，我甚至還曠職了兩天，後來是不斷向上司求情，寫了悔過書，才讓事情才告一段落。之後男友再次和我聯繫，我們決定重新開始，但不久前我和他發生爭執，當時我實在太生氣，不知不覺就把手中的玻璃杯捏碎了。這種事我活到現在都沒有經歷過，所以感到相當驚訝，也覺得自己是不是愈來愈瘋狂了。因為那件事我向公司請了病假，幾天後手纏著繃帶去上班，總覺得同事們都在背後議論紛紛。如果再這樣下去，我遲早也會被公司解雇吧？

剖析邊緣型人格障礙

邊緣型人格障礙的特徵是在自我形象、人際關係與情緒上有不穩定和衝動的傾向，對自己或他人的評價不具連貫性，經常表現出變化無常的模樣，對精神科醫生而言是最為棘手的人格障礙之一。從其他的人格障礙開始，隨著症狀漸漸加重，然後才顯露出隱藏著的邊緣型人格障礙，這種情況相當常見。邊緣型人格障礙指的是處於精神官能症與精神病之間的人格障礙，雖然看起來具備分辨現實的能力（精神官能症），但有時似乎又呈現崩潰狀態（精神病）。如果患者有區分現實的能力，就可以透過諮商治療，引導他將自己的想法與現實進行比較，藉以修正扭曲或錯誤的部分；但如果患者不具備這項能力，就會陷入

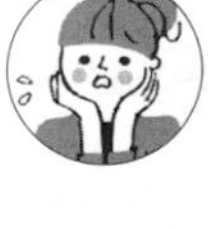

恐懼與不安之中，完全無法與他進行溝通。邊緣型人格障礙的發病率約為百分之一～百分之一點五，臨床上女性患者較男性多出約三倍左右，不過在最近的流行病學調查中，發病率並未在性別上呈現出差異。這是因為女性前往診療機構的情況較為普遍，或是會因頻繁的自殘而到醫院接受治療，於是反映在統計數字上；男性則因服食毒品等藥物濫用或暴力行為，進入治療暨矯正設施的情況較多，所以臨床上的案例相對少見。邊緣型人格障礙一般在青少年時期或成人時期發病，經常出現在十九歲～三十四歲的年輕人身上。隨著年紀愈大，被診斷出來的情況愈少。

觀察重點1

情緒起伏嚴重，持續處於敏感、焦慮與不悅的狀態

觀察重點2

頻繁地發脾氣、怒不可遏，甚至爆發肢體衝突等，在憤怒調節方面遇到問題

觀察重點3

在感受到壓力時，會暫時性地產生妄想與解離

有時候會充滿活力與幹勁，像是不管什麼事情都能夠克服一樣，但突然又會陷入憂鬱和空虛之中，以這樣的方式遊走於極端的情緒之間，表現出嚴重的情感起伏。邊緣型人格障礙者經常感到焦慮，而且性格非常敏感，會讓自己和周邊的人都有種反覆無常、難以預測的感覺。這樣的情緒起伏，短的話會持續幾個小時，長則連續好幾天，而患者本人會因難以控制這種反覆無常的情感，於是頻繁地發脾氣或怒不可遏，甚至與人爆發肢體衝突。如果對方的行為不符合自己的期待，例如戀人對自己漠不關心或想分手時，就會誘發他們憤怒的情緒。憤怒之火一旦被點燃，邊緣型人格障礙者就很難控制情感，會用不適當或非常激烈的方式發洩怒氣。他們不僅會言語粗魯、口不擇言，還會故意說出一些挑釁的話來刺激對方，表現出與情況完全不符的怒氣，甚至出現肢體衝突、扔擲物品等暴力行為。邊緣型人格障礙者的這些言語和行動，都是在傳達類似下列的訊息給對方：「拜託快點向我道歉吧！快說你再也不會做出我討厭的行為！」因此，如果對方沒有做出讓自己滿意的反應，他們的行動就會持續很長

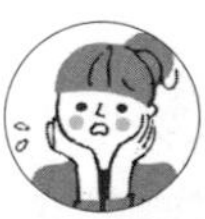

一段時間，讓周邊的人不知所措；受到龐大的壓力時，他們還會出現被害妄想症的情況。此外，邊緣型人格障礙者也會有對自己感到陌生、覺得身邊之人全都變了樣的「解離」症狀，這種現象是因為被戀人、配偶、家人、朋友拋棄，或害怕自己被遺棄所產生的。解離症狀短則持續數分鐘，長的話則會達到數小時，倘若對方回到了自己身邊，或者抱著對方會回心轉意的希望，那麼症狀就會自然而然地消失。也就是說，在身邊重要之人的積極反饋下，症狀很快就能獲得好轉。

觀察重點4
非常害怕遭到拋棄，會為了不被丟下而拚命努力

每個人在戀愛初期，多巴胺的分泌量都會達到最大值，只要一睜開眼就會想到對方，無論如何都會想與對方一起度過。但是，如果多巴胺持續地過度分泌，不僅會對身體形成負擔，在必須各自扮演社會要角的立場上，也會對日常生活造成影響。因此，隨著戀愛時間拉長，情侶在身體和心理上都會逐漸熟悉彼此，多巴胺的分泌也會變得穩定。在這個階段，若兩人於各自的成長環境中依附關

係形成良好，面對上述的變化時不會遭遇什麼問題，會自然而然地接受並維繫這段戀情。不僅可以繼續和戀人見面，還會再次將重心拉回自己的日常生活，就算沒有辦法像戀愛初期一樣經常聯絡或碰面，對彼此的信賴也不會改變，因而得以讓關係繼續發展。不過，在成長環境中對依附對象的期待破滅，或是因為經歷不連貫以致未能形成良好的依附關係，這樣的人會無法信任他人，並且會在人際關係轉向穩定化的過程中遭遇許多困難。邊緣型人格障礙者因為很怕被拋棄，在情侶關係趨於穩定化的階段時，會認為是對方變心而感到不安。因此，他們會不斷要求對方向自己表達愛意，對見面與聯絡的次數也會十分敏感，希望對方持續證明心意從未改變。然而，邊緣型人格障礙者這種無止境的要求，反倒逼得對方開始步步遠離。倘若日後接到了分手通知，他們則會表現出死纏爛打的一面，甚至還會認為對方背叛自己，接著展開一連串的復仇。在新聞報導中，經常可以看到分手後的情侶對昔日戀人進行可怕的報復，這種行為在邊緣型人格障礙者身上尤其常見。

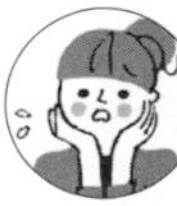

觀察重點5

過度理想化或是貶低對方，呈現出不穩定、極端的人際關係

邊緣型人格障礙者的待人模式非常不穩定，典型的例子就是在與他人親近或分手的過程中，對於對方的評價沒有所謂的「中間值」。例如在和某人見面時迅速地變親近，但分手也只是一瞬間的事。無論是朋友、同事或是諮商師，他們在所有的人際關係裡都呈現類似的模式：初次見面時會積極地與對方建立關係，主動表達關心和熱情，但同時也以一樣的標準要求對方。此外，他們還會給予對方高度的評價，向周圍的人表示：「他真的和我很合得來」、「我們真的可以說是心意相通」、「他是我至今為止遇過最好的人」、「我要和他攜手一輩子」、「不曉得我為什麼到現在才遇到這樣的人」。不過，這樣的好意如果讓對方感到負擔或不自在，自然會選擇疏遠或是拒絕其要求。如此一來，邊緣型人格障礙者的情緒就會瞬間轉為憤怒，接著開始極力貶低對方，表現出責難與憎惡，甚至還會有自殘或自殺等極端的舉動。對邊緣型人格障礙者而言，沒有所謂「恰到好處」的對象。就諮商師的角度來看，面對邊緣型人格障礙者也相當不易。在諮商初期時，他們會對願意傾聽並給予共鳴的諮商師表現出過

度的親切，然後誇讚對方是最佳的諮商師。不過，如果在諮商的過程中引導他們面對現實，或者接連提到讓他們覺得不舒服的問題，諮商師立刻就會被汙衊成詐欺犯。此外，由於邊緣型人格障礙者將世界區分為極端的善與惡，所以也會有容易陷入宗教迷信的傾向。

觀察重點6

會做出對自己有害的衝動行為
（浪費、暴飲暴食、開車時分心、性關係複雜、濫用藥物等至少兩項）

因為在衝動調節方面具有障礙，所以經常會不考慮後果，根據瞬間爆發的情緒做出有害的行為。他們缺乏自制力，經常做出衝動性的決定，而結果往往是對自我造成破壞。例如看到電視購物時，他們會在一天內多次下單一些不需要的商品，後來可能連自己買過的事都忘了，或是在物品送達後才顯得驚慌失措。

此外，他們對自己購買的商品經常連拆都不拆，就那樣不斷地囤積堆放。很多邊緣型人格障礙者也會患有進食障礙，其中又以「暴食症」最為常見。一旦承受到壓力，開始進食後就會無法控制放進嘴裡的量，反覆地暴飲暴食和嘔吐。

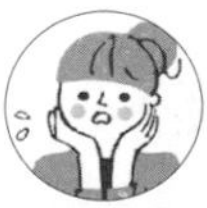

在情感上遭遇困難時，一旦握到方向盤就會突然產生暴力傾向，出現超速、緊急剎車、無端超車或是對超車的車輛進行報復等行為，有時還會因此引發交通事故。另外，他們也會在缺乏愛情的基礎下，與各式各樣的伴侶發生性關係，甚至使用安眠藥等違法藥物。

觀察重點7
自我認同與自我意識不穩定

觀察重點8
感受到慢性的空虛

觀察重點9
反覆出現自殘行為、自殺要脅，或是企圖自殺等

因為缺乏穩定的認同感或自我意識，導致內心經常不安，且總是感到焦慮與空虛。對於「我是誰」、「我是個什麼樣的人」、「自己的價值觀為何」等，

他們雖然會進行深度的思考，但是卻無法理出一個結論，為此而陷入混亂之中。這種自我認同上的混亂，會讓他們突然改變之前預設的人生目標、職業與價值觀。因此，邊緣型人格障礙者可能會忽然放棄正在就讀的學校、臨時轉換科系，或者突然辭職轉換到完全不同的領域，選擇與過去大相逕庭的人生。此外，這種混亂也會讓他們在人際關係中把人區分為善與惡，為關係判斷出極端性的結論。有時候還會覺得所有人都討厭自己，所以突然和大家斷絕聯繫，呈現消失的狀態。

其次，邊緣型人格障礙者會嚴重感受到內在的空虛。這種內在的空虛感，一方面是人際關係不穩定所導致的孤獨，一方面也是因為茫然的目標與期盼所帶來的無力感。為了填補這樣的空虛，他們會做出刺激性的行為並渴望愛情，但那股空虛感終究得不到滿足。因此，他們為求擺脫這種不安與失落，有時會做出自殘的行為或試圖自殺。自殘行為指的是拿鋒利的物品在自己的手臂、大腿或腹部等劃出傷痕，或是用火燒燙、嚴重的掐傷、用力撞擊牆壁或物品等傷害自身的行為。而這樣的舉動，往往是希望對方理解自己在被分手、拒絕或拋棄後，究竟承受了多大的苦痛。另一方面，這樣自殘的行為，也是為了將自己精

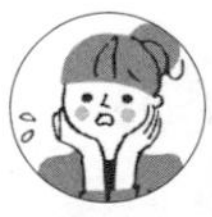

神上的煎熬轉移到肉體上，希望感覺到自己還活著，以及試圖宣洩瞬間一湧而上的憤怒。自殘行為一般不具有自殺意圖，如果一開始就打算自殺，通常會選擇不受他人干擾的時間與環境，而自殘行為更大的意義在於「請求周圍人的協助」。不過，自殘行為對身體來說非常危險，如果不斷反覆類似的舉動，有時也會演變成自殺。在第一次出現自殘行為的六個月內，患者的自殺率最高，比沒有自殘行為的人高出約三十倍。

從事作曲工作的羅先生（二十五歲）不久前看著自殘的自己，意識到再這樣下去會一發不可收拾，於是開始到院接受心理諮商。在羅先生的記憶裡，幼年時期父親充滿了權威與大男人主義，母親處在這樣的父親身邊亦感到相當無力，所以在遭遇困難時都會選擇依賴兒子。小小年紀就被迫要像大人一樣成熟的他，因為太討厭家中的情況，所以高中一畢業就搬出去獨立。每當對自炊生活和職場百態感到倦怠時，羅先生就會選擇回家一趟，可是母親每次都會緊緊纏著他不放，不停哀嘆自己的境遇有多可悲。為了滿足內心的空虛感，羅先生曾經交往過好幾任女友，但因為自己的性格過分執著，所以每段戀情都維持得不久。他也曾經因為害怕分手，於是同時與兩位女性交往，但心中的不安感並未因此而有所緩解。不久前羅先生和女友大吵一架，收到了對方的分手提議，回到家後他獨自喝著悶酒，接著就在自己也記不清的情況下割腕自殘。

找出邊緣型人格障礙的原因

荷蘭曾經以七百一十一對雙胞胎和五百六十一名父母為對象，進行了「邊緣型人格障礙遺傳特性調查研究」，而根據研究結果指出，邊緣型人格障礙的特徵有百分之四十二源於遺傳特性，其餘的百分之五十八則是受到了環境影響。調查中做為遺傳物質的第九號染色體，對邊緣型人格障礙的形成產生了影響。此外，在邊緣型人格障礙者的家屬中，也可發現許多患有相同人格障礙的案例，尤其在直系親屬間發病率約高了五倍之多。

所謂的環境影響，指的是孩子在成長過程中，曾經被具有重要影響力的父母

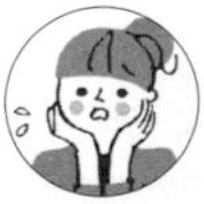

或老師等虐待、反覆經歷不穩定的照護，或者曾受過帶有衝擊性的創傷。其中的虐待包括言語虐待、身體虐待和性虐待等。除此之外，還有父母在教養方面的怠慢，以及孩子在十八歲以前經歷過包含父母離異在內的親人喪失等。然而，即使在年幼時期有過這樣的負面經歷，在成長過程中也可以透過其他良好的人際關係來克服；倘若無法越過這道難關，就會一輩子帶著幼時的創傷生活。從兒童時期就反覆累積負面經驗、承受到龐大壓力的孩子們，腦中的杏仁核會偏大且不正常，導致與大腦其他領域的連結變得更為強烈，對細微的刺激也會表現出過度的敏感與不安。如果長期持續這種狀態，會造成前額葉的判斷能力和衝動調節能力低下，不斷地產生惡性循環。

類似且容易混淆的其他症狀

✱邊緣型人格障礙VS.偏執型人格障礙

邊緣型人格障礙者和偏執型人格障礙者的共同點，在於兩者都覺得世界相當險惡，並且會對一些微小的刺激表現出憤怒。而差異點則在於，偏執型人格障礙者會主動去應對生活中遇到的威脅，因為他們認為自己足夠強大，是擁有力量的存在。此外，他們對於自己的想法與決定非常固執，缺乏變通性。相反的，邊緣型人格障礙者因為自認是弱小的存在，所以在生活中遇到威脅時，經常會選擇依賴他人。除此之外，他們不僅缺乏穩定性，也經常表現出十分不安的模樣。

＊邊緣型人格障礙VS.做作型人格障礙

邊緣型人格障礙與做作型人格障礙的共同點，是給人的形象都缺乏一貫性，經常展現出各式各樣的面貌。此外，兩者都會企圖按照自己的喜好操控他人，

比較	與邊緣型人格障礙的共同點	與邊緣型人格障礙的差異點
偏執型人格障礙	・認為世間險惡 ・對微小的刺激也會表現出憤怒	**邊緣型人格障礙** ・對於生活中的威脅會選擇依賴他人，缺乏穩定性，總是顯得不安 **偏執型人格障礙** ・主動積極地面對生活裡的威脅，對於自己的決定相當執著，缺乏變通性

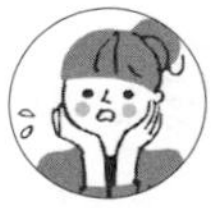

情緒呈現出急遽的起伏變化。不過，做作型人格障礙者善於在人際往來上表現出親密感，懂得如何迎合對方，也很擅長撒嬌或搔首弄姿。相反的，邊緣型人格障礙者在對待他人時，經常顯得既衝動又善變。在一段人際關係裡，他們總是過於強迫對方要時常聯絡或表達愛意等，如果未能滿足其要求，邊緣型人格障礙者就會表現出強烈的憤怒。

✱邊緣型人格障礙VS.依賴型人格障礙

邊緣型人格障礙與依賴型人格障礙的共同點，在於兩者都很怕被他人拋棄，如果感覺到對方正在疏遠自己，就會強烈地前去糾纏對方。而兩者的差異

比較	與邊緣型人格障礙的共同點	與邊緣型人格障礙的差異點
做作型人格障礙	・擁有多變的性格與形象 ・企圖操縱他人 ・情緒起伏劇烈	**邊緣型人格障礙** ・行為衝動且缺乏一貫性 ・要求過度且經常表現出憤怒 **做作型人格障礙** ・表現出高度的親密感 ・善於撒嬌和搔首弄姿

之處，是前者在他人的想法與自己不同時，會盡量試圖配合對方。不過，當對方拒絕自己的信任和好感，亦或是接到對方的分手通知時，他們就會立刻轉為憤怒的情緒，突然開始指責並攻擊對方，甚至還會做出傷害自己的行為。相反的，依賴性人格障礙者在他人的想法與自己不同，甚至是完全相異時，會選擇放棄自己的理念去迎合對方，很少會像邊緣型人格障礙者一樣，忽然改用激進、攻擊性的態度去批判對方。此外，他們如果被心愛的人拒絕或拋棄，雖然也會有糾纏不休的行為出現，但他們在正式分手後很快就會放棄，馬上開始尋找下一個能為自己負責的對象。

比較	與邊緣型人格障礙的共同點	與邊緣型人格障礙的差異點
依賴型人格障礙	・極度害怕被他人拋棄 ・在感覺到對方開始疏遠時，就會強烈地糾纏不休	**邊緣型人格障礙** ・如果自己的信任和好感被拒絕，就會急遽地表現出憤怒、指責或是自殘行為 **依賴型人格障礙** ・對他人百依百順 ・就算被拒絕也不會出現攻擊性的態度，分手後會立刻尋找下一段戀情

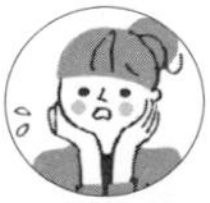

✱邊緣型人格障礙VS.情緒兩極症（躁鬱症）

邊緣型人格障礙和情緒兩極症的共同點，是在心情、精力、想法和行為方面都可能出現急遽的變化。區別則是情緒兩極症在躁症、鬱症這兩個極端的情緒裡，持續時間通常會達數小時、數週或數月，而邊緣型人格障礙者的持續時間則相對較短，一般只有幾個小時或幾天。

比較	與邊緣型人格障礙的共同點	與邊緣型人格障礙的差異點
情緒兩極症（躁鬱症）	・憂鬱和高昂的情緒急遽交錯	**邊緣型人格障礙** ・在兩個極端的情緒裡，持續時間一般為數小時或數天 **情緒兩極症** ・在兩個極端的情緒裡，持續時間通常會達到數週或數月

如果身邊有邊緣型人格障礙者……

雖然每個人都會戴著符合社會期待的人格面具，但邊緣型人格障礙者這樣的傾向尤其強烈，除了家人之外，幾乎沒有人可以窺見其真面目。職場同事、偶爾見一次面的朋友，甚至是短暫交往過的戀人等，很多經常都未能察覺其症狀。不過，如果是結交數十年的知己、長期交往的戀人、配偶等，就得以認清對方真實的一面，同時很可能因其衝動且急遽的情緒起伏而倍受衝擊。因此，無論是邊緣型人格障礙者的家人、戀人，還是親近的朋友或同事，為了不讓對方的症狀惡化，有幾個注意事項須銘記於心。

✱切勿刺激對方

「你又要這樣做嗎？拜託停下來吧！」、「對你真的是厭倦了！」切記不要用類似的言語來刺激對方的情感。也許你原本的目的是要讓對方停止過度激烈和執著的行為，但這些話絕對不可能讓他的心情恢復平靜。當自己的存在被否

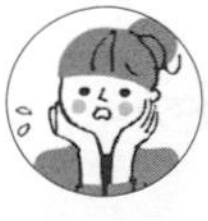

定，且說出這些話的對象有可能會遠離自己，邊緣型人格障礙者被這樣的不安感束縛時，只會做出更加激烈的行為。倘若再進一步受到刺激，他們還可能會出現自殘的舉動。對邊緣型人格障礙者而言，壓力與逼迫會成為一種毒藥。

✱表現出你的沉著冷靜

如果邊緣型人格障礙者沒有出現症狀，就應該予以親切地對待；倘若對方有過於衝動或執著的行為，也不要跟著一味地發火和批判。因為對邊緣型人格障礙者而言，這樣的反應只會引發他們的不安，對其精神狀況造成傷害。有時候邊緣型人格障礙者的模樣，看起來我行我素且待人隨便，但實際上他們的自尊感跌入谷底，是因為陷入混亂與不安才會出現那樣的舉止。當邊緣型人格障礙者出現上述的行為時，最好的應對方法就是由你來找回平靜。如果對方呈現激動狀態，切記不要被連帶影響，應該後退一步並且冷靜下來。不管是好事還是壞事，若某一方激動地大吼大叫，而身邊的人也和他做出相同行為的話，那麼這股激動的情緒就會加倍，並且持續很長一段時間；假如身邊的人沒有任何反應，那麼當事人也會變得有點尷尬，激動的情緒就不會持續太久。此外，如果對方開始冷靜下來的話，就要懂得對他在情緒上感受到的疲憊給予共鳴，且最重要的是讓對方相信你不會因此離他而去。

✱展現出坦率與真誠的一面

對容易感到不安的人來說，含糊不清的言語和態度，會進一步加深他們的焦慮。因此，最好從一開始就減少會被對方誤解的行為，不管是多小的謊言也好，都不要為了逃避一時的責任而欺騙對方。此外，平常就算是微不足道的小事，都要懂得與對方坦誠共享，藉此獲得信任。比其他人都還要敏感、焦慮數倍的邊緣型人格障礙者，對他們而言，這樣的行為有助於關係的維繫。當被依靠的人足以成為穩固的堡壘時，邊緣型人格障礙者才能找到更多的安全感。

✱接受專家的協助

假如對方的症狀過於嚴重，對一般人而言會是相當沉重的負擔。這種時候，請盡量說服對方接受專家協助，通常能夠有明顯地好轉。如果只是期待對方可以自己好起來，不僅是患者本人，周邊的人也會跟著愈來愈疲憊。

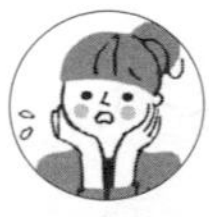

應對方法

如果自己是邊緣型人格障礙者……

✱將「焦慮時間」設定在十五分鐘

經常感到不安的你，可能整日都帶著擔心與憂慮生活，這種思維方式雖然可以幫助你防範未然，但也可能會使你和身邊的人都感到萬分痛苦。此外，一旦陷入焦慮之中，擔心的事就會無止無盡，最後徒增自己的煩惱。因此，你必須懂得訓練自己，將每天不斷蠶食自我的焦慮時間定在某個範圍內。在自己覺得適當的時段定出所謂的「焦慮時間」，如果在其他時段想起需要擔心的事，就把那些煩惱往後推遲，延後至「焦慮時間」再去思考，這樣的做法會對你有所幫助。而「焦慮時間」的長度，盡量規範在十五分鐘左右，最長不要超過三十分鐘。

✱向家人或朋友求助

即便是熟悉你的家人，也很難完全理解你急遽變化的情緒和衝動行為，此外，家人也沒有義務要百分之百接納你的所有行動。不過，因為你現在正處於生病狀態，勢必需要家人的幫忙，建議事先向家人或朋友說明自身狀況，並請求他們在你遇到困難時能夠伸出援手。例如「在我像瘋子一樣大吼大叫時，請默默地給我一個擁抱」、「不管是多麼小的事，都請不要對我說謊」等。然而，這些畢竟都是對他人請託，不能覺得已經事先解釋過，就放縱自己任性而為。當情緒鎮定下來後，也要懂得對他人表示歉意，並且無論如何都要試著一點一滴地調整自己，然後愛著這樣努力的自我。

＊學習情緒的調適方法

邊緣型人格障礙者若無法調適自己的情緒，進而開始出現自殘行為的話，就是相當危險的徵兆。有時還可能在盛怒之下，不知不覺做出傷害自己的舉動，因此，一旦出現類似的自殘行為，請務必尋找專家接受治療。倘若程度並未像上述那般嚴重，則可以試試看「自我調節」的方法。首先，為了控制自己的憤怒，要找出在怒氣衝天時可以採取哪些行為，像是雙手緊緊收攏不讓情緒過度激動，或是聽音樂、調整呼吸節奏等方法。必須牢牢記住：如果一定得強烈洩

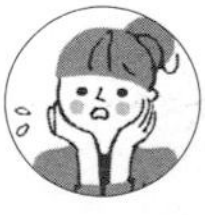

憤才能消解情緒，那麼下次面對一點小事也會湧起類似的怒火，最終變成一種惡性循環。

✱尋求專家協助

對邊緣型人格障礙者而言，最需要的莫過於一段能夠獲得安全感的關係：一個不管自己說出什麼樣的話、做出什麼樣的行為，都會對自己不離不棄，溫暖且穩定的對象。如果運氣好的話，可以在自己的周圍遇到這樣的人，不過，邊緣型人格障礙者的種種行為，其實連父母都很難忍受。因此，建議到醫院尋求專家協助，在接受諮商的過程裡，透過穩定的人際關係來學習箇中的經營之道，藉此培養照顧自己的力量。雖然治療的過程十分漫長，但相信症狀一定會有所好轉。

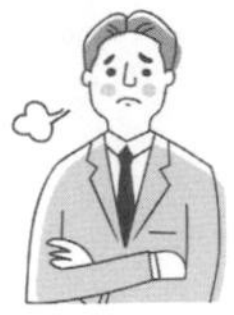

「你來自哪個星球？」

思覺失調型人格障礙

思覺失調型人格障礙的觀察重點

在下列的項目中，如果符合五個以上，就很可能患有思覺失調型人格障礙。

1. 經常覺得他人的話語或行動是在針對自己。
2. 行動受到奇怪的信仰或天馬行空式的思維影響，例如陷入迷信，或是對透視力、心靈感應、第六感等深信不疑。
3. 包括身體上的幻覺症狀（聲音、細微的動作等），有時候體內會瞬間產生奇妙的感覺。

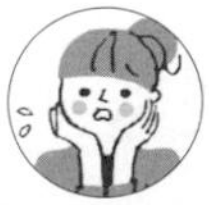

4 說話曖昧、婉轉或冗長，他人經常表示聽不懂自己想要表達什麼。

5 經常聽到他人形容自己思想離奇、不恰當或是狹隘。

6 經常聽到別人形容自己很獨特、另類。

7 屬於難以輕信他人的類型。

8 除了直系親屬之外，沒有其他親近的朋友或可以吐露心事的對象。

9 認為世界是一個可怕的地方。

〈K企業　研究開發組　金〇〇研究員之訪談〉

金研究員：在出勤的地鐵上，有一位女生每次都和我搭同一個車廂。我搭地鐵的時候，喜歡選擇最後一節車廂，但她每次都一定會和我搭同一節。當然，有可能是因為從那個車廂轉乘二號線時最近，但我覺得不只是因為那個原因。

鄭博士：那麼你覺得還有什麼理由呢？

金研究員：雖然她看起來一直盯著手機，但我能感覺到她非常在意我。如果我的視線轉向其他地方，她好像還會一直偷看我。而且有時候她會做出一些動作吸引我的注意，像是左右甩甩頭然後把頭髮綁起來、翹腳，甚至是閉著眼睛裝睡。還有，因為我喜歡象牙白，不知道從什麼時候開始，她就總是只穿象牙白色系的衣服。

鄭博士：你曾經和那位女性說過話嗎？

金研究員：沒有，但有沒有實際對話過不重要，我們彼此都能感覺得到。

剖析思覺失調型人格障礙

思覺失調型人格障礙指的是在社會上被孤立，且經常展現出奇異的想法或舉動，導致社會適應不良。思覺失調型人格障礙在人際關係的形成上會遭遇嚴重的困難，並且經常伴有思覺失調的症狀，因此在過去也被稱為「單純型思覺失調症」（Simple Schizophrenia）。思覺失調型人格障礙者社會適應不良的情形比其他人格障礙者嚴重，因此在職場上較為少見。此外，當他們承受龐大的壓

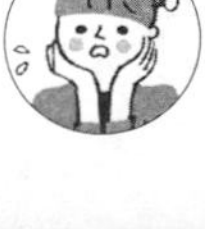

力時，還會暫時性地出現精神病症狀。一般人口的發病率約為百分之三，其中又以男性更加常見。

觀察重點1

經常覺得他人的話語或行動是在針對自己

將一些偶然發生或起因於外部的事情，錯誤地解釋成「對自己有特別的意圖」，是對人際關係的一種妄想性思維。例如和某人在同一棟大樓裡工作，於一樓的電梯前碰到過幾次，偶然有過眼神的接觸後，就認為對方是刻意製造見面的機會，或者正在監視自己。此外，他們有時也會覺得某個從未交談過的對象在跟蹤自己，或者對方的行為舉止都是故意要展現魅力給自己看。朝鮮國務委員會委員長金正恩的健康傳出問題後，脫北出身的國會議員當選人曾表示：「不知道金正恩是不是因為我的當選而心痛。」如果這番話是認真的，就可謂是妄想性思維的最佳例子。

觀察重點2

行動受到奇怪的信仰或天馬行空式的思維影響，例如陷入迷信，或是對透視力、心靈感應、第六感等深信不疑

執著於無法用科學來解釋的奇怪信仰，認為可以預先感知到自己會發生什麼事。如果心中產生不好的預感，就會提前採取應對行為，像是把自己正在看的書裡頭的特定詞彙刪掉，或是走路是總是選擇向右走等等。他們深信透過這樣的方式，可以控制即將發生在自己身上的不幸事件。幼年時，他們可能是一邊過斑馬線，一邊想著：「只能踩白色的線，不能踏到黑色的部分。」然而，思覺失調型人格障礙者在長大成人後，在生活裡仍然會廣泛出現類似的行為。此外，他們認為自己可以讀懂他人的心意，而且這種能力超越時間與空間，甚至還可以與死去的人對話。如果有人總是強調自己具有算命、通靈、透視或心靈感應的能力，就應該檢視一下對方是否為思覺失調型人格障礙者。他們通常認為自己可以用特殊能力操控他人的內心，如果討厭的同事遭遇事故，他們會相信是自己發揮了咒術；若是獲得升遷，他們會主張是自己向對方的主管發送心電感應。

觀察重點3

包括身體上的幻覺症狀（聲音、細微的動作等），有時候體內會瞬間產生奇妙的感覺

現實生活中並未發生，但思覺失調型人格障礙者卻會覺得有人在叫自己的名字，或者干涉自己的行為或想法等，出現幻聽現象。另外，他們也會覺得有人老是在盯著自己看，或是有哪裡總是傳出異味、食物中有毒藥的味道，或是皮膚上有蟲子在爬等暫時性的幻視、幻嗅和幻觸症狀。

觀察重點4

說話曖昧、婉轉或冗長，他人經常表示聽不懂自己想要表達什麼

觀察重點5

經常聽到他人形容自己思想離奇、不恰當或是狹隘

觀察重點6

經常聽到別人形容自己很獨特、另類

思覺失調型人格障礙者經常會做出不合常理或脫離常規的事，像是在多人共處的空間裡若無其事地放屁，或者在與人交談時挖鼻孔。有時也會陷入一個人的世界裡，突然自言自語或是嘻嘻哈哈地笑。在上課或會議途中遲到時，他們也不會小心翼翼地進入教室或會議室，而是手忙腳亂地闖進去。就算自己的行為引起他人側目，思覺失調型人格障礙者也絲毫不會介懷。就像在年末頒獎典禮上穿著羽絨外套出席的某藝人一樣，思覺失調型人格障礙者有時也會穿著與季節和場合完全不搭的服裝，而這種獨特的行為，會導致周邊的人經常認為他們沒禮貌又唐突。

除了在行動方面，思覺失調型人格障礙者說話的模式也很獨特，總是會突然跳脫對話主題，或者講一些邏輯不連貫的內容。此外，他們也經常使用模糊、迂迴、隱喻的表達方式，例如詩句、歌詞或電影台詞等；有時也會描述得過於具體，或者不斷反覆同一套說辭。上述的這些理由，是人們會刻意閃躲思覺失

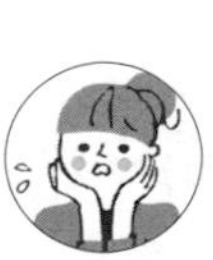

調型人格障礙者的主要原因。但有趣的是，思覺失調型人格障礙者並不知道自己的這些行為與言論，會使周遭的人對自己避之唯恐不及。

L研究院的權先生（四十一歲），在公司裡經常被形容成是「四次元」的人。從旁觀者的角度看，他好像總是陷入自己的想法與世界裡，有時甚至還會自言自語。權先生大部分的時間都是一個人度過，如果主動前去攀談，他不僅無法好好與人對視，說話時還會語無倫次。羅先生除了頭髮和穿著不修邊幅之外，連桌面也相當凌亂，讓人不禁懷疑他能不能做好自己的工作。但羅先生有時會交出創意性十足的研究成果，令周圍的人大吃一驚。

思覺失調型人格障礙者經常出現在「世上有奇事」等，以奇特人士做為報導主題的節目上。例如吳小姐（三十五歲）的職業是塔羅占卜和手相算命，她聲稱自己能透過心電感應與外星人對話，夢想著未來能成為一名厲害的占卜師。她總是穿著長及腳踝的裙子，頭上戴著頭巾，對於從家裡搭到工作地點的計程車車號，或是旅行時搭乘的座位號碼非常執著。因為她相信透過這些行為，可以守護自己倖免於難。

觀察重點7

屬於難以輕信他人的類型

觀察重點8

除了直系親屬之外，沒有其他親近的朋友或可以吐露心事的對象

觀察重點9

認為世界是一個可怕的地方

思覺失調型人格障礙者雖然知道大家會避開自己，卻不曉得其中的理由何在。他們經常被他人疏遠或孤立，導致對人際關係缺乏自信，不安的程度也會隨之升高。且不幸的是，這種不安的情緒會讓他們產生被害妄想，懷疑或認定他人有陷害自己的意圖，形成一種惡性循環。因此，一般人在人群裡通常會逐

漸感到熟悉與親近，進而卸下緊張的防備，但思覺失調型人格障礙者卻完全相反，隨著時間流逝，他們會更加疑心重重且陷入緊張狀態。

就像這樣，思覺失調型人格障礙者也會盡力避免與人接觸，所以大部分不會對他人造成威脅。不過，有時他們會因人際關係上的混亂而與人發生衝突，甚至出現暴力傾向。且令人遺憾的是，思覺失調型人格障礙者中有些人會成為跟蹤狂，也就是說，與他們認識不深的人，反倒會淪為受迫的對象。

找出思覺失調型人格障礙的原因

一般認為，思覺失調型人格障礙者具有和思覺失調症（Schizophrenia）相近的遺傳因子，但由於環境或抑制發病的其他因素等，所以沒有發展為思覺失調症。由此可見，思覺失調型人格障礙和其他的人格障礙比起來，受遺傳因素的影響更大。若父母患有思覺失調症，那麼子女發病的機率也會比一般人高。

此外，教養環境也會發生很大的作用。第一種情況，是孩子會模仿思覺失調症父母的行為，例如父母若向孩子提及超能力的存在，就會導致孩子對此深信不疑，並覺得自己似乎有預言未來的能力。第二種情況，是冷漠且缺乏情感交流的家庭氛圍，會導致孩子未能正確學習如何建立人際關係，以及與他人溝通的技巧等。第三種情況，是父母對孩子漠不關心與忽視，以及在手足關係中受到指責與侮辱等，在孩子的成長環境中可以找到原因。這些經歷不僅會降低孩子的自尊感，使他們自我貶低，也會增加他們對人際關係的不信任。孩子未曾學習到如何解決人際關係中的紛爭，所以在與同齡朋友相處時會遭遇很多困境。最終，他們為了保護自己不被他人傷害，會開始出現一些不當舉動（疑心、迴避），因此成為人際間的惡性循環。

類似且容易混淆的其他症狀

✱思覺失調型人格障礙 VS. 偏執型人格障礙

思覺失調型人格障礙者和偏執型人格障礙者的共同點，是兩者都會在人際關係中對他人帶有疑心，並且相當固執己見，不願聽取他人建議，這種偏執性的思考模式，會導致他們在人群中被孤立。而兩者的差異點，則是思覺失調型人

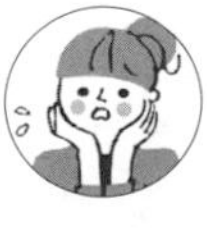

比較	與思覺失調型人格障礙的共同點	與思覺失調型人格障礙的差異點
偏執型人格障礙	因為疑心、偏見和偏執性的思考方式，以致於在人際關係中被孤立	思覺失調型人格障礙者還具有魔幻式思維、奇怪的幻覺經驗、怪異的想法與言論等症狀

格障礙者還具有魔幻式思維、奇怪的感官經驗、怪異的想法與言論等症狀。

＊思覺失調型人格障礙VS.孤僻型人格障礙

兩者的共同點是在社會活動方面窒礙難行，當需要與其他人分工合作，一同發揮團隊精神，或是維持親密關係時，他們就會遭遇到明顯的困境。不過，孤僻型人格障礙者產生問題的原因，是本身就對社會活動沒有需求；而思覺失調型人格障礙者則是渴望參與社會活動，但是卻在群體中感到格格不入。也就是說，思覺失調型人格障礙者因為獨特的思維與行動，導致被周圍的人排擠，在團體中顯得相當不自然。

＊思覺失調型人格障礙VS.畏避型人格障礙

思覺失調型人格障礙與畏避型人格障礙的共同點，是兩者都難以與人建立親密的關係。不過，畏避型人格障礙者是因為害怕被拒絕，所以主動迴避與他人往來；相反的，思覺失調型人格障礙者則是因為本人獨特的思考方式與行為模式，導致被周圍的人排斥。

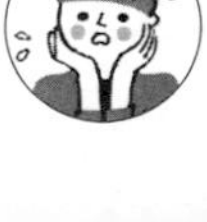

比較	與思覺失調型人格障礙的共同點	與思覺失調型人格障礙的差異點
孤僻型人格障礙	在社會活動方面遭遇困境	**思覺失調型人格障礙** ・有參與社會活動的欲望，但在群體中感到格格不入 **孤僻型人格障礙** ・對社會活動毫不關心

比較	與思覺失調型人格障礙的共同點	與思覺失調型人格障礙的差異點
畏避型人格障礙	難以與人形成親密關係	**思覺失調型人格障礙** ・思考方式與行為獨特，導致周邊的人拒絕與其親近 **畏避型人格障礙** ・因為害怕被拒絕而迴避與人交往

＊思覺失調型人格障礙VS.邊緣型人格障礙

兩者的共同點是在受到壓力時，會暫時性地出現精神疾患。而差異點則在於，思覺失調型人格障礙者因壓力而產生精神疾患時，與情緒的反應沒有關聯；反之，邊緣型人格障礙者則是會反覆地發怒，或者情緒變化頻繁。

＊思覺失調型人格障礙VS.思覺失調症

思覺失調型人格障礙與思覺失調症的共同點，是具有比一般人奇異且獨特的思維和行動。而差異點則在於思覺失調型人格障礙者只有在壓力過大時，才會出現暫時性的妄想和幻覺，但思覺失調症患者平時就會出現類似的症狀。此外，思覺失調型人格障礙者有能力去分辨他人覺得奇怪的部分，並且加以隱藏，但大多數的思覺失調症患者並未認知到自己的疾病，也沒有隱藏症狀的能力。

比較	與思覺失調型人格障礙的共同點	與思覺失調型人格障礙的差異點
邊緣型人格障礙	承受壓力時會產生暫時性的精神疾患	**思覺失調型人格障礙** ・雖然出現精神疾患，但與情緒上的反應無關 **邊緣型人格障礙** ・受到壓力時會發怒，或者情緒變化頻繁

比較	與思覺失調型人格障礙的共同點	與思覺失調型人格障礙的差異點
思覺失調症	思維與行動方面顯得奇異且獨特	**思覺失調型人格障礙** ・壓力過大時會暫時性出現妄想與幻聽，但具有隱藏自身症狀的能力 **思覺失調症** ・在日常生活中就有妄想與幻聽的症狀

如果身邊有思覺失調型人格障礙者……

✱認真地加以面對

雖然這樣的情況並不常見，但思覺失調型人格障礙者有可能會成為跟蹤狂。如果對方有尾隨你的行為，或者讓你感到有危險存在，都必須認真地應對。不要覺得沒什麼好大驚小怪，或者一個人默不吭聲地忍受，務必要向經驗豐富的專家求助，並且聽從對方的指示行動。

✱給予對方獨立作業的環境

思覺失調型人格障礙者對他人缺乏關心，且總是以自我為中心思考，在需要與他人互相配合的事情上，適應能力顯得較為低落。因此，不管是獨立的自營業者也好，或是參與公司的團體生活，思覺失調型人格障礙者都比較適合人際互動低的工作。如果配合對方的性格給予適當環境，他們就能充分發揮才能；相反的，如果強烈壓迫對方或將其逼入絕境，就會使他們變得帶有攻擊性。

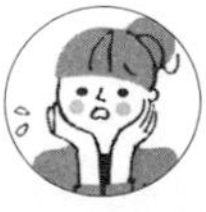

✱不要強求對方改變

思覺失調型人格障礙者思考方式與行為獨特，在人際關係方面顯得相當生疏。此外，由於他們強烈地以自我為中心，所以即使知道周邊的人都會迴避自己，也不曉得其中真正的理由。因此，如果為了改變他而刻意施加壓力或嚴厲地訓斥，只會使他的不安感與被害妄想更加惡化。面對思覺失調型人格障礙者時，必須懂得認可他原本的面貌。一般人幾乎不可能改變或治療思覺失調型人格障礙者，強行為之只會使對方的病情加重。不過，在與對方形成充分的信賴關係後，可以提升他在公共場所裡表現出適當言行的頻率，並且建議對方透過客觀的證據進行思考。

✱給對方發揮創意的機會

假如無法提供思覺失調型人格障礙者發揮才能的環境，他們很有可能會被孤立或陷入自閉。相反的，如果周邊之人提供他良好的環境，讓他足以發揮不拘於常規、纖細且敏感的一面，那麼他們就有可能表現得比一般人更加出色。思覺失調型人格障礙者非現實性的思考，反而會轉化為卓越的創造力，不少人可以在藝術、研究、宗教或哲學領域裡取得顯著的成就。此外，思覺失調型人格障礙者也很適合開拓前所未有的全新領域，像是需要不斷革新技術的技術人員或企劃者等。活躍的宗教家、算命師、靈性治療師當中，就有不少人是屬於這一類型。

如果自己是思覺失調型人格障礙者……

✱接受他人的建議

首要之務在於減少被社會孤立，為此必須知道周遭的人為什麼選擇疏遠你。首先，大家遠離你的理由很可能是基於你的言論或行為，但要靠自己找出具體事件然後加以反省，並不是件容易的事。因此，與能夠真正給你建議的人或專家充分進行對話，擁有自我省察的時間，將會比其他任何方法都要更有幫助。

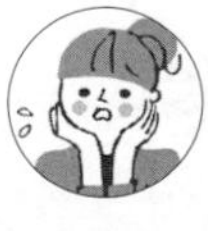

✱在公共場所時要維持基本禮儀

你可能到目前為止，對這個部分都不怎麼在意，如果覺得「外貌有什麼重要的，只要舒服就好啦」，那麼現在應該要試著改變想法：服裝必須合乎時宜，頭髮也要梳理得端莊整齊。與其認為人們是過於注重外貌，才會花心思打扮自己，不如想成這是大家在共同生活時必須遵守的基本禮儀。此外，在需要輕聲細語的場合裡大聲喧嘩（某位藝人在時裝秀看到台上的模特兒是自己好友，就大聲呼喊對方的名字，因此受到非議）、在喪禮會場上笑容燦爛，或是與人交談時一邊挖鼻孔等，在公共場所哪些事情可以做、哪些事情不應該做，都必須積極地學習分辨。

✱尋找富創意性與獨立性的工作

你擁有很多充滿創意的點子，在職場中有些地方需要這種才能，也有些地方不需要。當公司看重你的長才，並提供你發揮空間，創意的能量才會得以發光發熱。希望你能仔細思考一下，目前的職場是否需要自己的才能；如若不然，不妨試著挑戰看看新的工作和環境。

＊與其坐著空想，不如實際體驗

無論創意再好，若不能反映到現實生活裡，就只會淪為單純的空想或夢想。面對日常事務或瑣碎的問題時，如果能夠積極處理，富有創意的想法就不會只流於空談，而是能真正落實在生活層面。為了培養自己應對現實的能力，平時應該減少一個人空想的時間，飼養能夠感受到活力的動物或植物，學習做料理或運動等，都有助於改善人格障礙的症狀。

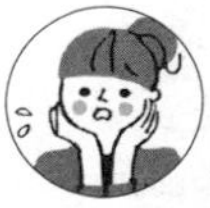

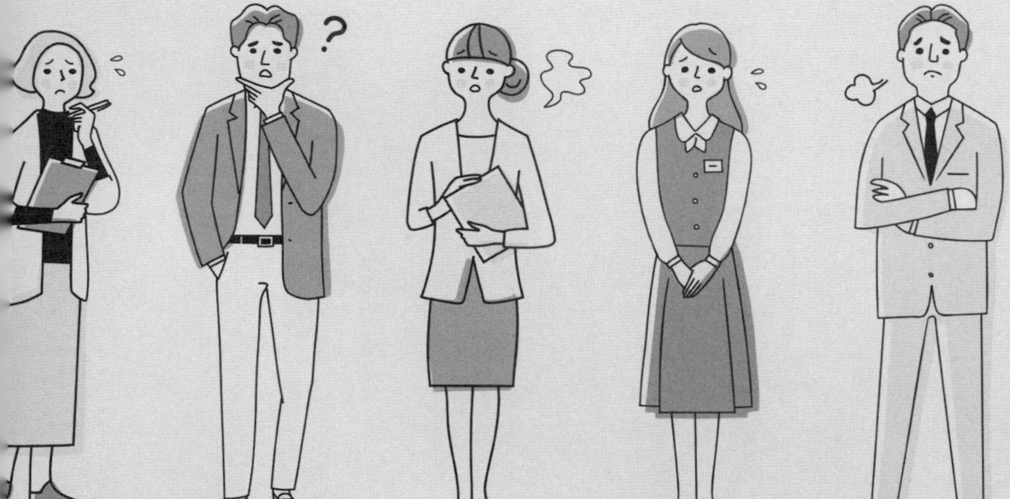

Part 3

如何提升自我免疫力？

為了不要罹患與人格障礙類似的精神疾病，就必須提高自身的心理免疫力。本章收錄適用於日常生活、靈活度高的各種方法，對維持精神健康能夠產生幫助，也能進一步提高生活品質。

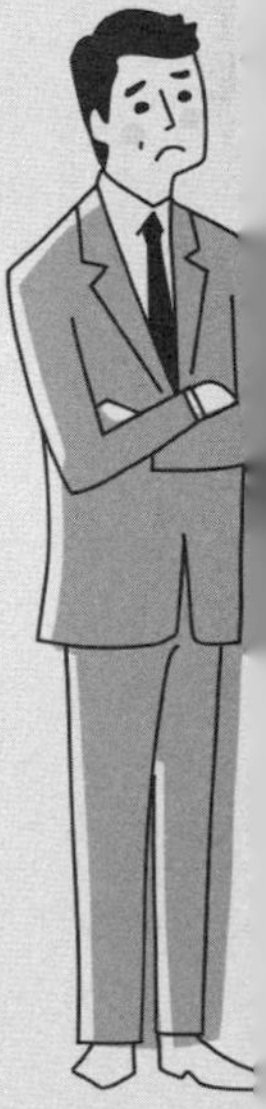

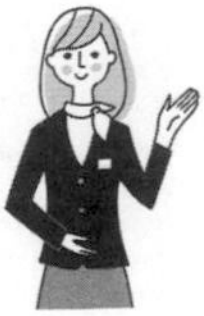

察覺「自動化思考」

想像一下吧！早晨上班的途中，在公司一樓的電梯前，碰巧遇到隔壁組的同事，雖然不是非常親近，但基於禮貌，你還是露出明朗的表情和他打招呼。然而，那位同事卻面無表情地看著你，只是點了點頭就把視線撇開。這時，你覺得自己會感受到什麼樣的情緒呢？可能是慌張、沒面子、煩躁或憤怒等。

如此一來，是不是也有人會感受到憂慮、不安等情緒呢？當然也是有可能的。不覺得奇怪嗎？明明是同一事件，為什麼人們感受到的情緒會如此多樣？理由在於人們的情緒並非受事件影響，而是取決於自己如何去看待該事件。「只是點了點頭就把視線撇開」為事件，「慌張、沒面子、煩躁、憤怒」則是情緒，人們誤以為情緒是直接由事件衍生出來的。然而，實際上應該是以「事件↓解

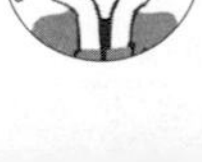

釋→情緒」這樣的順序所產生。也就是說，你如何解釋這個事件，情緒就有可能會跟著不同。「解釋」的過程發生得很快，而且是自動產生的，所以人們通常無法察覺是因為自己做了某種解釋，才會產生某種情緒。這裡所說的「解釋」，是在自己也不知道的情況下、無意識且自動發生，在心理學上的用語稱為「自動化思考」（Automatic Thoughts）。如果未能意識到自己的情緒是因自動化思考造成的，就會無法客觀地看待事件，最後落入怨天尤人或自我貶低的情況。

當朋友說：「你媽媽長得真像大象」時，你會怎麼回答呢？

「笑死人了，你才長得像河馬！」、「真是的，怎麼可以那樣說別人的媽媽呢？」一般人可能會想立刻給予反擊。不過，有一個孩子是這麼回答的：

「嗯，對啊，尤其是眼睛特別像。」

提到大象時，你的自動化思考是什麼？大象又是否和你剛才想的一樣，只具有那項特徵呢？

如果有人對「臉上毫無表情，只是點了點頭就把視線撇開」這件事覺得「憤怒」，那麼這個人的自動化思考會是什麼？或許是「我看起來好欺負嗎」。然而，如果針對同一事件，有人感受到的情緒卻是不安，那麼他的自動化思考可能為「我做錯了什麼嗎」。就像這樣，我們每天感受到的無數種情緒，都是來自於自己不曾發現的「自動化思考」。

自動化思考源於個人的基本信念，也就是面對某種事件或行為等環境刺激的基本態度。基本信念如果合理，那麼自動化思考就具有生產性與適應性；倘若不合理，自動化思考就會僵直、武斷且缺乏適應性。換句話說，在心理上遭遇困境的人們，大多具有不合理的信念。假如一個人的基本信念是「人類都非常自私」，那麼在開車時遇到前方車輛不停打信號燈、急著變換車道，他也絕對不會禮讓對方插隊。看著那輛車，他所產生的自動化思考是：「壞蛋，一點都不替別人著想，開車時只顧自己方便」，然後感到極度不悅，絲毫沒有讓步的想法。

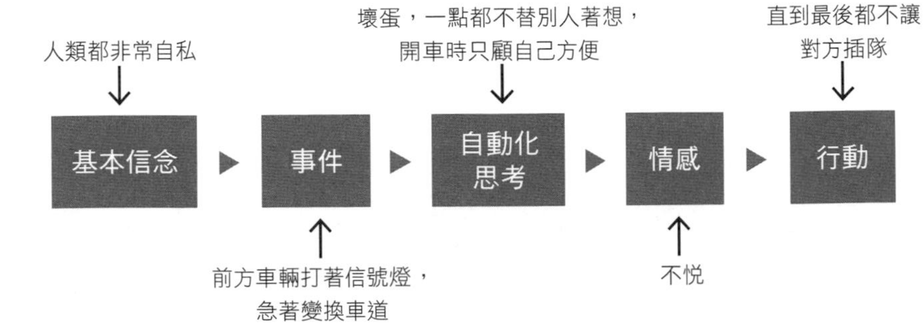
人類都非常自私
基本信念
事件
前方車輛打著信號燈，
急著變換車道
壞蛋，一點都不替別人著想，
開車時只顧自己方便
自動化
思考
情感
不悅
直到最後都不讓
對方插隊
行動

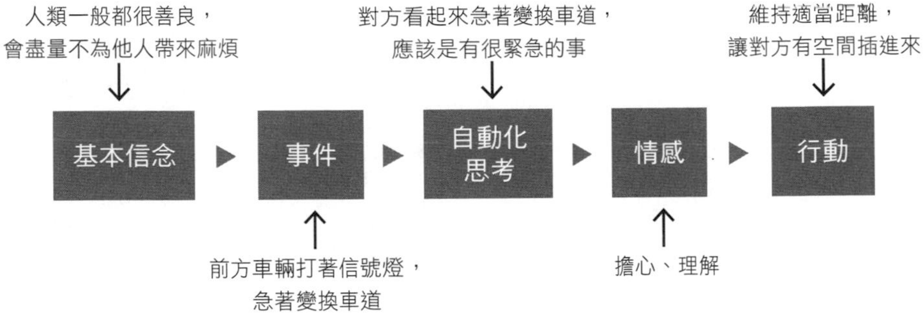
人類一般都很善良，
會盡量不為他人帶來麻煩
基本信念
事件
前方車輛打著信號燈，
急著變換車道
對方看起來急著變換車道，
應該是有很緊急的事
自動化
思考
情感
擔心、理解
維持適當距離，
讓對方有空間插進來
行動

也就是說，「自動化思考」受到人們各自的基本信念影響。而不合理的信念，是來自於幼年時期的成長環境，以及在長大成人的過程中所累積的不當經驗。人格障礙者大部分都擁有扭曲的基本信念，其中的原因在上一章曾經提到過。

接下來，就讓我們了解一下前述的十種人格障礙，分別有哪些強烈扭曲的基本信念，而基於這些信念，在各種情境裡又會產生什麼樣的自動化思考。

＊偏執型人格障礙

偏執型人格障礙者對人的懷疑、不信任、警戒、怨恨、不安與攻擊性過強，且經常反應過度，而在信賴、客觀性、信仰、肯定和寬容等方面則較弱。因此，偏執型人格障礙者在面對人群和各種情境時，可能會有如下的強烈基本信念：

- 人們都懷有惡意，總是在心中圖謀不軌。
- 人們的話裡別有意圖，暗藏著輕蔑和威脅。

・人們在我不注意時就會陷害、攻擊、欺騙或背叛我，也會無視或看輕我，讓我受到傷害和侮辱。

・人們會為了獲取自身利益，把我告訴他們的情報惡意濫用。

・只要有機會，戀人或配偶就會劈腿。

根據這些基本信念，面臨事件時自動化思考就會受到影響。如果覺得自己具有多項偏執型人格障礙者的特徵，可以利用最近經歷過的事件，檢視一下自己受基本信念影響的自動化思考。此外，為了更加明智地解決問題，也讓我們一起思考看看面對事情可以如何轉念。

在「事件」欄位，如實地描述自己經

事件	
情感	
自動化思考	
基本信念	
改變想法	

歷的狀況；在「情感」欄位，回想並記下在經歷該事件時內心的真實感受；在「自動思考」欄位，則仔細敘述自己是如何解釋（自動化思考）該事件，以致產生當下的情緒。接下來的「基本信念」，是指偏執型人格障礙者所擁有的信念，可以參考前述的內容。最後，在「改變想法」的欄位，則重新檢視一下自己的基本信念，然後嘗試反駁先前的「自動化思考」。例如「事件」為「金代理和吳代理正在聊天，但是當我走近時，他們的對話就突然打住」，「情感」是「覺得不高興」。如此一來，這裡的「自動化思考」會是什麼呢？假如我的自動化思考是「他們兩人正在稱讚我」，那麼我就不可能會覺得不開心；反之，一定是「他們正在背後說我壞話」，才會讓我產生不愉快的情

事件	金代理和吳代理正在聊天，但是當我走近時他們的對話就突然打住
情感	不高興
自動化思考	他們正在背後說我壞話
基本信念	人們都懷有惡意，總是在心中圖謀不軌
改變想法	他們可能正在和旁邊的人聊有趣的話題，只是偶然與經過的我對到眼

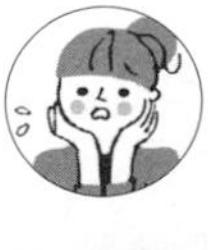

緒（當然，這裡也有可能產生其他的自動化思考）。這樣解釋的話，與此相應的基本信念即為「人們都懷有惡意，總是在心中圖謀不軌」。最後，在「改變想法」的部分（檢驗自己「人們都懷有惡意，總是在心中圖謀不軌」的信念），可以試著假設兩位代理其實都沒有惡意。那麼，兩位代理在對話時，看到我出現就突然打住的情況，自動化思考也可以隨之改為「他們在聊個人私事，可能是不想讓第三者聽見」。如果這樣的想法沒有什麼問題，其實也就沒有理由非得把情況往負面解釋，導致自己對他人心生埋怨，情緒也跟著疲憊。

筆者所舉的例子並不是正確解答，而且根據事件不同，自動化思考和基本信念也可能不只有一個。請按照自己的情況修正表格，再加以補充完善。

✱ 強迫型人格障礙

強迫型人格障礙者在對人固執、追求完美、系統化、責任感、嚴格、控制等方面表現得過度強烈，缺少寬容、柔軟的一面。因此，強迫型人格障礙者在面對人群和各種情境時，可能會有如下的強烈基本信念：

・工作時一定要有明確的標準與程序。
・工作時務必追求完美，無法容忍有一丁點過失。發生失誤就等於失敗。
・我的工作方式和流程一定是正確的。
・只有成功和成就才能說明我的價值。
・必須完美地控制自己和周邊情況。
・人一定要嚴格遵守社會習慣、道德和儉約。

根據這些基本信念，面臨事件時自動化思考就會受到影響。如果覺得自己具有多項強迫型人格障礙者的特徵，可以利用最近經歷過的事件，檢視一下自己受基本信念影響的自動化思考。此外，為了更加明智地解決問題，也讓我們一

事件	
情感	
自動化思考	
基本信念	
改變想法	

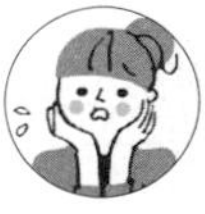

起思考看看面對事情可以如何轉念。詳細的填寫方法，請參考 P.284 偏執型人格障礙的部分。

✱孤僻型人格障礙

孤僻型人格障礙者過於自律、冷漠且無動於衷，缺乏好奇心、欲望和情感，難以與人形成親密關係。因此，孤僻型人格障礙者在面對人群和各種情境時，可能會有如下的強烈基本信念：

- 獨自一人是最好的，不想受到任何人干涉。
- 與人建立關係的話只會徒增紛擾，親密關係也讓人感到不自在。
- 與人共處的話很彆扭。

事件	
情感	
自動化思考	
基本信念	
改變想法	

- 我不適合與人相處。
- 世上沒有吸引人或有趣的事物。

根據這些基本信念，面臨事件時自動化思考就會受到影響。如果覺得自己具有多項孤僻型人格障礙者的特徵，可以利用最近經歷過的事件，檢視一下自己受基本信念影響的自動化思考。此外，為了更加明智地解決問題，也讓我們一起思考看看面對事情可以如何轉念。詳細的填寫方法，請參考P.284偏執型人格障礙的部分。

✱畏避型人格障礙

畏避型人格障礙者的自卑感、不安、羞恥心、迴避、壓抑等情緒過盛，而在社會性、自信感、積極性、危險負擔等方面表現較弱。因此，畏避型人格障礙者在面對人群和各種情境時，可能會有如下的強烈基本信念：

- 我是缺乏魅力且自卑的人。
- 人們都很討厭我。

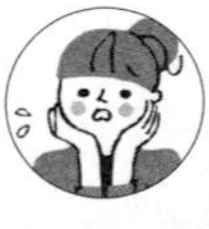

・與其被人拒絕，不如一開始就不要嘗試。

根據這些基本信念，面臨事件時自動化思考就會受到影響。如果覺得自己具有多項畏避型人格障礙者的特徵，可利用最近經歷過的事件，檢視自己受基本信念影響的自動化思考。此外，為了更加明智地解決問題，也讓我們一起思考看看面對事情可以如何轉念。詳細的填寫方法，請參考 P.284 偏執型人格障礙的部分。

事件	
情感	
自動化思考	
基本信念	
改變想法	

✱做作型人格障礙

做作型人格障礙者在情緒、表現力、炫耀等方面過度發達，缺少自律性、系統化與自制的能力。因此，做作型人格障礙者在面對人群和各種情境時，可能會有如下的強烈基本信念：

・我應該要獲得所有人喜愛，不管在任何聚會上，我都要成為眾所矚目的焦點。
・為了獲得喜愛，就要不斷展現自己充滿魅力的一面。
・為了引起關注，必須秀出自己的性魅力、口才和金錢能力等。
・若想獲得自己渴望的事物，就要懂得討別人歡心。

事件	
情感	
自動化思考	
基本信念	
改變想法	

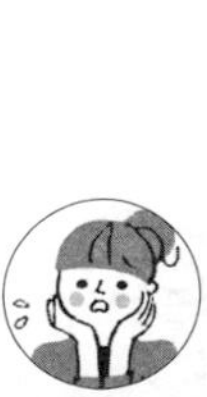

・如果得不到關愛或缺乏魅力，自己就失去了價值。
・若想過得幸福，就必須擁有他人的關心與喜愛。
・我不適合一個人生活，需要有人來照顧我。

根據這些基本信念，面臨事件時自動化思考就會受到影響。如果覺得自己具有多項做作型人格障礙者的特徵，可以利用最近經歷過的事件，檢視一下自己受基本信念影響的自動化思考。此外，為了更加明智地解決問題，也讓我們一起思考看看面對事情可以如何轉念。詳細的填寫方法，請參考P.284偏執型人格障礙的部分。

＊自戀型人格障礙

自戀型人格障礙者的自信心、不合理的期待感、特權意識、自私、嫉妒、競爭心理和自我膨脹等過度嚴重，缺乏共感能力和謙遜。因此，自戀型人格障礙者在面對人群和各種情境時，可能會有如下的強烈基本信念：

・我是非常特別的人，理應受到特殊待遇。

・我本來就應該受到認可與稱讚。

・我應該要和特別的人來往，只有他們才能理解我。

・指責我的人都是出於嫉妒之心。

根據這些基本信念，面臨事件時自動化思考就會受到影響。如果覺得自己具有多項自戀型人格障礙者的特徵，可以利用最近經歷過的事件，檢視一下自己受基本信念影響的自動化思考。此外，為了更加明智地解決問題，也讓我們一起思考看看面對事情可以如何轉念。詳細的填寫方法，請參考P.284偏執型人格障礙的部分。

事件	
情感	
自動化思考	
基本信念	
改變想法	

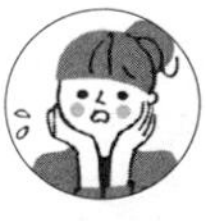

✱反社會型人格障礙

反社會型人格障礙者性格莽撞，過於衝動且帶有攻擊性，善於對他人進行剝削，缺少責任感與共鳴能力。因此，反社會型人格障礙者在面對人群和各種情境時，可能會有如下的強烈基本信念：

・我就算犯法也不會被抓或被處罰。
・只要是為了我的快樂和利益，他人的立場、法律或規範都不重要。
・遵守法律、規則和禮儀的人只是因為膽小。
・若想得到渴求的事物，暴力和威脅是最佳手段。
・我會出手攻擊，都是因為對方犯錯在先的關係。

事件	
情感	
自動化思考	
基本信念	
改變想法	

根據這些基本信念，面臨事件時自動化思考就會受到影響。如果覺得自己具有多項反社會型人格障礙者的特徵，可以利用最近經歷過的事件，檢視一下自己受基本信念影響的自動化思考。此外，為了更加明智地解決問題，也讓我們一起思考看看面對事情可以如何轉念。詳細的填寫方法，請參考P.284偏執型人格障礙的部分。

✱依賴型人格障礙

依賴型人格障礙者經常過度地感到無力與不安，缺乏決斷力、獨立之心、自律性、自信感與判斷力。因此，依賴型人格障礙者在面對人群和各種情境時，可能會有如下的強烈基本信念：

・我無法在缺少他人的判斷下獨自做決定。
・我的思慮不夠周全且能力不足。
・為了生活必須有足以依靠的人。
・如果讓對方不開心，他就會選擇拋棄我。

根據這些基本信念，面臨事件時自動化思考就會受到影響。如果覺得自己具有多項依賴型人格障礙者的特徵，可以利用最近經歷過的事件，檢視一下自己受基本信念影響的自動化思考。此外，為了更加明智地解決問題，也讓我們一起思考看看面對事情可以如何轉念。詳細的填寫方法，請參考 P.284 偏執型人格障礙的部分。

事件	
情感	
自動化思考	
基本信念	
改變想法	

✱邊緣型人格障礙

邊緣型人格障礙者的情感起伏過大，擁有極端性的思維，並且經常陷入敏感、憤怒、不安、衝動或空虛等情緒之中，缺乏穩定與自我調節、控制的能力。因此，邊緣型人格障礙者在面對人群和各種情境時，可能會有如下的強烈基本信念：

・我是不受歡迎的存在。
・未和我站在同一陣線的人都是敵人。
・我是弱勢且容易受傷的人。
・如果心愛的人離開我，我的世界就形同崩毀。

根據這些基本信念，面臨事件時自動

事件	
情感	
自動化思考	
基本信念	
改變想法	

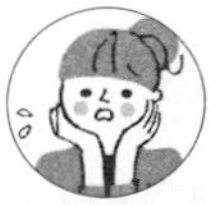

化思考就會受到影響。如果覺得自己具有多項邊緣型人格障礙者的特徵，可以利用最近經歷過的事件，檢視一下自己受基本信念影響的自動化思考。此外，為了更加明智地解決問題，也讓我們一起思考看看面對事情可以如何轉念。詳細的填寫方法，請參考 P.284 偏執型人格障礙的部分。

✱思覺失調型人格障礙

思覺失調型人格障礙者的直覺、自律性與創意性過盛，而在信賴感、現實感、共鳴能力、邏輯性等方面則相對較弱。因此，思覺失調型人格障礙者在面對人群和各種情境時，可能會有如下的強烈基本信念：

- 人們都不喜歡我。
- 別人在想什麼我都一清二楚。
- 我具備他人沒有的特殊能力（透視力、心靈感應、預測未來）。
- 與人建立關係是件非常危險的事。

根據這些基本信念，面臨事件時自動化思考就會受到影響。如果覺得自己具有多項思覺失調型人格障礙者的特徵，可以利用最近經歷過的事件，檢視一下自己受基本信念影響的自動化思考。此外，為了更加明智地解決問題，也讓我們一起思考看看面對事情可以如何轉念。詳細的填寫方法，請參考P.284偏執型人格障礙的部分。

事件	
情感	
自動化思考	
基本信念	
改變想法	

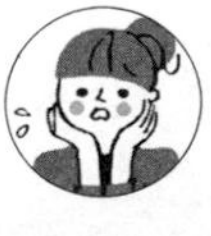

透過寫作進行治癒

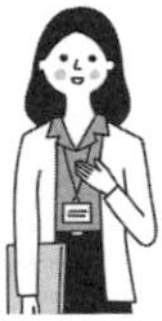

寫作的效果

寫作治療根源於佛洛伊德的「自由聯想法」。而所謂的自由聯想法，指的是精神分析裡的一種諮商技巧，由西格蒙德．佛洛伊德創始，是讓來談者（接受諮商的人）將內心浮現的想法、情感、記憶等，毫無修飾地表達出來的方法。即便對方陳述的內容荒誕、可笑或不合邏輯，也不特別加以修正，而是放任來談者自然地描繪，藉此找到在無意識中被埋藏的真相——來談者本人也不知道的渴求、矛盾與動機。而寫作則是透過文字來取代話語，毫不掩飾地揮灑自身情感，同樣在挖掘自己深藏的欲望、矛盾與動機等方面具有重要意義。

寫作只要一個人就可以完成，不需要有其他對象，所以不用擔心「對方會不會在心裡罵我？」、「我現在講的是否合乎邏輯」、「對方對我的故事是否感興趣」、「有沒有時間聽我講話」、「能否為我保守祕密」等等。也就是說，除了自己想講的故事外，不必在意其他任何事。因此，寫作可謂是最直率、最接近自我的對話方式，不用考慮外在的諸多條件，只要把自己腦海裡的想法寫下來即可，是可以對自己坦誠的時刻。

這樣的寫作治癒，能為癌症患者帶來心理上的安全感，幫助他們得以繼續接受療程，也能幫助出現創傷後壓力症候群的一一九救難隊員，有效地克服心理上的難關。此外，因家庭暴力或性暴力而留有心理創傷的患者，在接受寫作治療後症狀也有明顯好轉。這樣的寫作治療方式，對在人際關係中受傷的人格障礙者而言，是一段自我回顧、反省和慰藉的時光。接下來，就讓我們彙整一下寫作治療所帶來的效果。

首先，寫作可以有效地整頓出模糊、複雜的情況，釐清茫然不安的情緒，並且藉此獲得反省與成長的機會。雖然寫作的方法相當多樣，也會根據內容的不同而產生差異，但寫作可以讓自己和日常生活中發生的事「保持距離」，並加以觀察、辨明、面對、省思與接納。例如今天因某人的話而感到非常憤怒，氣得臉紅脖子粗，甚至連晚上都難以入眠。很多時候，我們感受到不快的情緒，卻並沒有認真想過自己為什麼火大，而寫作正好可以讓我們細細去推敲箇中原因。在怒火沖天的當下也許很難察覺，但如果寫成文字的話，就能把自己與事件分開來，保持距離然後客觀、立體地觀察自己的行為。此外，這麼做還能讓事件的核心變得清晰，幫助自己坦率面對過失，然後思考從下一次開始應該如何採取不一樣的行動，同時接納自己的不足之處。

第二，寫作可以讓人記得昔日的幸福與感恩。我們之所以能從痛苦的泥淖中振作、恢復，並繼續生活下去，是因為我們可以忘卻過去那些煎熬且難受的經歷。藉由事件汲取教訓，然後遺忘其中的細節，這樣的過程有助於維持精神健康。然而，隨著時間流逝，我們不僅會忘記痛苦的回憶，連美好的過去也會一同被掩埋。努力奮鬥後好不容易才達到的成功與喜悅、與心愛之人共度的幸福時光、某人給予的關懷與值得感恩的瞬間等，我們全都會不知不覺地遺忘。那些輝煌的紀錄，在自己遇到困難時能夠產生很大的鼓舞，而透過文字，讓我們得以長久珍藏過去的美好記憶。

第三，日後閱讀自己寫的文章時，可以找到當下未曾察覺的思考模式。亦即，透過寫作，很容易就能找到自己的基本信念。單日的文章可能看不清楚整體脈絡，但幾週、幾個月的文字，就能明確地呈現出自己的行為模式。隨著文章的累積，可以開始觀察到頻繁發生在自己身上的事，以及經常感受到的情緒波動。

寫作的方法

寫作時沒有什麼條件限制，只要有紙和筆即可。不過，紙張最好不要是零散狀態，而是要像日記本般裝訂成冊的形式，如此一來，不僅可減少丟失的機率，保管時也相對容易。另外，可以的話建議不要用電腦打字，而是以手寫的方式進行，這樣可以防止自己在對文章不滿意時就馬上重寫，或是直接把文件刪除等令人後悔的事發生。且日後在重看自己寫的文章時，以紙本形式閱讀也較為便利。

寫作的時間和場所雖然沒有特殊限制，但建議盡可能選擇自己感到舒服且不受干擾的時段；若在一天日程結束的傍晚時分下筆，則有助於養成習慣。假如總是想寫出優美的文章，可能會產生心理負擔，導致寫幾次就放棄。因此，只

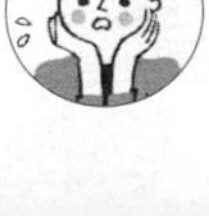

要放鬆、自由地去寫就好，不必講求首尾呼應，或是要把一切都描述得一清二楚。更重要的是，若是想透過寫作獲得治癒和成長，就必須將其變成習慣融入日常，千萬不可以三天打魚、兩天曬網。

寫作時若有事先訂好的主題也不錯。例如回顧一天美好的「正向寫作」、記錄自己一整天學習與感受的「反省寫作」、制定目標並加以實現的「成長寫作」、記錄一天裡值得感謝事物的「感恩寫作」等等。當然，把上述幾項都混在一起寫也無妨，但共通點是要集中在「肯定」與「成長」。透過寫作治療，面對人生的態度將會有所改變，並且意識到生活並沒有自己想像中那麼糟。此外，在撰寫文章時，若能進一步回想自己成功的原因為何、應該向哪些人表達感激等，則會對自己產生更大的助益。例如以「成長寫作」為題，就是透過將成功或其過程具體化，為自己帶來持續的動力，鼓勵逐漸成長的自己；而以「感恩寫作」為題的話，則要具體寫出值得感謝的對象與理由。

相反的，一味製造負面情緒，指責自己或他人的「死亡筆記本」（Death Note），並不能為生活帶來幫助。假如因為某件事而感到非常生氣，可以把自己的心情付諸文字，但切記撰文的目的是要盡可能客觀看待不悅的情緒，或者讓自己宣洩與遺忘。根據情況不同，有時候寫下來燒掉也會有所助益。

整體而言，文章最好寫得均衡一點，也就是要兼具理性與感性。有些人只會不斷地發洩情緒，有些人則是會像編寫新聞或調查報告一樣，只將事實描寫、記錄下來。寫作的理由雖然也包含有記錄的意義，但千萬不要忘記初衷。因此，建議在寫文章的過程中，除了具體描述事件，還要全面地寫下自己對該事件的想法、目前的心情及對方的立場。

最後，切記不要將「寫作」視為讓自己躲進洞窟的一種方法。無論如何，這項活動的目的是為了維持自身健康與明智的人際關係，不能成為讓自己遠離現實、縮回個人世界裡的管道。

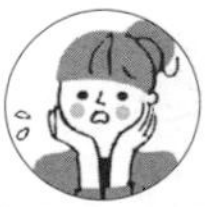

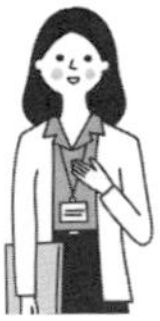

成熟的防衛

在自身受到威脅的情況下，無意識地欺騙自己，或者對情況做出不同解釋，保護自己免於受到情感創傷的心理意識或行為，西格蒙德・佛洛伊德將之稱為「防衛機制」（Defense Mechanism）。奧地利出身的第二代精神分析學代表威廉・賴希（Wilhelm Reich）認為，幼兒時期未能獲得解決的創傷或精神矛盾，會留下長久的傷痕，並形成一種習慣與慢性的自我防衛。也就是說，「防衛機制」是一個人在遇到心理方面的矛盾時，為了保護自己免於陷入危險而慣用的方法。由於這是在守護自我情感時所產生的反應，因此可以將之視為心理免疫系統。如果免疫系統的運作良好，就能保護自己免受不必要的罪惡感、羞恥心或自尊心的威脅；倘若運作失當，就會破壞自身的健康細胞，導致精神官能症或人格障礙的發生。意即患有人格障礙的人，自我防衛機制運轉得並不順利，而治療的目的便是要讓上述的免疫系統能夠正常、健康地發揮作用。佛洛伊德的小女兒安娜・佛洛伊德（Anna Freud）將防衛機制整理為十個類型，其後許多心理學家又陸續追加，目前約有四十~五十餘種。一般人不太需要區分和熟知如此多的防衛機制，但若能認識其中具有代表性的幾項，就可以察覺自己無意識中慣用的防衛機制，並且順利地發揮效用。在本書中，筆者將只介紹具有指標性的九種防衛機制。

✱否認

否認（Denial）指的是拒絕承認痛苦或令人難以接受的事。在K機關擔任教授的孫○○（男，五十四歲）以自我主張強烈聞名，即使是可以根據各自的價值觀、政治觀與宗教觀進行思辨的部分，他也不斷強調自己的想法才是正確的。而孫教授在講課時亦是如此，如果有感到不舒服的學生在課堂上強烈表達意見，孫教授還會與對方發生爭執。即使學生不在課堂上與他爭辯，通常也會在課後的教學問卷上對教授表示不滿。在經歷過多次相同的事件後，一般人都會反省自己的表達方式或想法有沒有不當之處，但孫教授每次的反應都是：「學

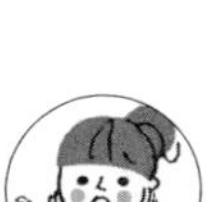

生們的水準太低，才會無法理解我說的話！」

為人父母之後，有時會寧可出問題的是自己，也不願孩子有任何差錯。在進行智力測驗時，如果分數低於一定標準，就會被判定為具有智能障礙，需要在特殊學校裡接受教育。然而，就算智能指數在標準範圍內，其中百分之五低空飛過警戒線的人裡，具有智能障礙的機率依然相當高。簡單來說，在一般的學校裡，排名倒數百分之五的學生，與其責備他們不夠努力，不如謹慎評估一下他們是否患有學習障礙（當然，也有可能是因為讀書不認真。這裡所述及的情況，是指在沒有其他問題下固定上學念書的孩子，但成績卻依舊不理想）。學習障礙在社會生活的適應上沒有問題，如果不是需要一直動腦的職業，他們也能夠順利完成工作。然而，這樣的孩子在上學時通常成績落後，一般在進小學後就會被老師們發現，由導師在親職座談時小心翼翼地告知父母。不過，大部分的父母都會立刻否認：「不是的，老師，我們的孩子雖然發展得比較慢，但還沒有到障礙的程度。」接著，在孩子回到家後，父母會指使他們認真念書，直到深夜都不讓孩子就寢。其實，成績並非百分之百與社會生活的成功相關，也不一定是幸福的首要條件，父母對此也心知肚明。除此之外，即使在學校書讀得不好，生活也不見得就會有問題。然而，假如父母因為不願承認孩子的學習障礙，而不自覺一直折磨孩子的話，就會成為很大的災難。如此一來，孩子在小學六年、中學三年、高中三年的十二年裡，不斷經歷失敗與挫折，在承受巨大壓力的同時，也變成一名自尊感低落的孩子。成績不好不會影響日常生活，但自尊感低落的話，就會產生性格方面的問題，影響層面十分廣泛。每個人都有難以接受的現實，為此我們會加以否認並予以逃避。

＊替代

替代（Displacement）指的是把對比自己更強的人所懷抱的不滿，轉移到其他威脅性更小的對象身上。在公司受氣的爸爸下班回家後和妻子吵架，因為丈夫而發火的妻子則對孩子們怒吼：「作業都做完了嗎？在媽媽開口提醒之前，不能自動自發把每天要做的事情完成嗎？」雖然無緣無故被媽媽大吼有點委屈，但能察覺到父母之間的氣氛非比尋常，於是就逕自回到房間裡，打了在一旁吵吵鬧鬧的弟弟的頭……所謂的「替代」，指的就是向比自己弱的對象宣洩怒氣。天空下雨的話，雨水會落到地面變成骯髒的泥水，而泥水會再從排水孔

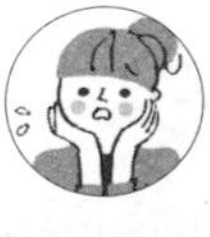

進入汙水道，之所以有這樣的現象，就在於排水孔所處的位置較低。如果內心充滿火氣、煩躁和憤怒，就需要有地方排出情感垃圾，而那裡就是人們心中位置較低下之處。

把家人視為替代對象的人，就是把最愛的家人當成情緒的出口。當然，替代的對象不只侷限於家人，也有人可能在職場透過督促下屬來緩解家庭壓力。倘若替代的對象不在家庭也不在公司，通常會向其他不會留有後患的對象宣洩情緒。然而，無緣無故發火的當事人，完全不覺得自己是在拿無辜的人出氣，只認為是對方做錯事，自己不過是採取了適當的行動。那麼，大樓的保全們究竟是犯了什麼錯，需要承受居民們的抱怨呢？百貨公司的店員是犯了什麼滔天大罪，甚至需要對顧客下跪道歉呢？電話推銷員又是做錯了什麼，必須忍受在電話中被連續罵好幾個小時呢？前述的「替代」解釋了這一切。

✱投射

投射（Projection）指的是把難以忍受的衝動和欲望歸結到他人身上，認為他人具有這樣的渴求。假設已婚的A某在參加聚會時，偶然遇到了魅力十足的異性。看著好像對自己感興趣的對方，心裡忍不住想：「哇，好帥喔，我怎麼那麼早就結婚了……」想著想著，才突然清醒：「天啊，我怎麼會有這樣的想法！」然後趕緊回家。但是，傍晚時A某的配偶突然說道：

配偶：親愛的，這個週末有聚會，我需要出去一下。

A某：（疑心地看著配偶）是嗎？但週末有什麼聚會？你最近很可疑耶，是不是在那裡有喜歡的人？

A某對另一伴起疑時所說的話，實際上是誰的心聲呢？其實是他自己的內心話。將自己的心意套用到對方身上，這就是所謂的「投射」。

俗話說：「如果不能成為優秀的追隨者，就難以晉升為優秀的領導者。」假設我在身為組員時，總是愛耍小聰明，以出差為藉口去辦個人事務。而隨著時間流逝，當自己升上組長的位置後，組員不見人影時該有多可疑啊？且人們一般只會看到自己願意相信的部分。在偏執型人格障礙者身上會出現的典型防衛

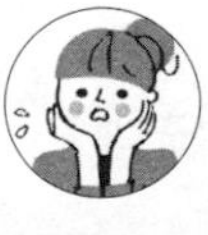

機制，就是此處所談到的「投射」。

＊合理化

合理化（Rationalization）意指為無法接受的情況、結局添加說得過去的理由，將其正當化。例如下定決心要減重，但在聚餐時又非常想吃桌上的肉，於是就在心裡告訴自己：「生菜包肉沒關係的，因為是瘦肉和蔬菜。」以下是人們經常使用的合理化：

「很想做，但是沒時間啊！」

認為自己不運動、不追求自我發展的原因不是懶惰，而是太忙所以沒有時間。如此一來，才能減少自己買了六個月的健身中心會員，卻只去了幾次而已的罪惡感。

「我學歷不好又缺乏人脈，一定行不通的！」

自己現在沒能晉升的原因，不是工作業績或能力不足，而是在組織的管理階層中遭到排擠，這麼想的話對自尊心的傷害就會減少，像是「努力工作有什麼用，反正最後都是要靠人脈！」

「都這個年紀了，還能做什麼呢？」

有些人十年來都把這句話掛在嘴邊。從五十歲開始，就覺得嘗試新的領域已經太遲，到退休為止都堅持只仰賴自己熟悉的事物。

「在這個世上，好人只會吃虧！」

利用這種想法，將自己違背道德和倫理的行為合理化。像是把公司的列印用紙帶回家時，就用「薪水這麼低，至少這個也要讓我帶走吧」的理由，進行合理化。

除了前面提到的幾項之外，還有「我身邊的怪人太多了」、「什麼都不做的話至少還能居中」等。在無法改變結果或不想做出改變時，就透過改變自己的態度（或想法），來消除做不到或不想做的不滿。

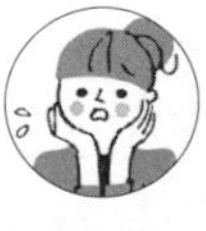

✱身體化

身體化（Somatization）意指心理方面的矛盾透過身體上的症狀表現出來，也就是當心裡覺得不舒服時，身體也會跟著感到不適。每逢考試期間，有些孩子就會突然病痛纏身。例如某天母親覺得房裡靜悄悄的，打開門一看，發現孩子正躺在床上睡覺。如果問他：「明天就要考試了，怎麼不念書呢？」孩子會說自己肚子痛。這種時候，母親一般都會認為孩子是在裝病，但實際上很有可能是「身體化」的現象，父母需要觀察一下孩子為什麼會對考試感到過度負擔。

另外，所謂的「節日症候群」，指的則是媳婦們在節日期間經歷的心理症狀。通常是在春節和中秋的一、兩週前，開始出現頭痛、暈眩、腸胃不適、消化不良、疲勞、憂鬱、呼吸困難等各式各樣的症狀。此外，有些上班族在週末可以放鬆地休息，但一到週日就因為隔天要上班而突然覺得消化不良、胸悶、頭痛等，這些都是身體過度疲勞時發出的警訊。

✱行動化

行動化（Acting Out）意指為了擺脫克制衝動時所產生的不安，於是放任自己的情緒直接反應在行動上。人在感到生氣時，言語和行動都會變得粗魯。例如在辦公室講電話講到一半，如果被惹得非常不悅，很可能會「啪」一聲把電話掛掉。接著，敲打鍵盤的聲音可能變得十分激烈，有時還會用力地把文件摔在桌上。假如是在生氣的狀態下開車，遇到有車子突然插進來時，就會破口大罵或是用力按喇叭，出現一些相當粗暴的行為。這些舉動雖然可以稍微緩和過激的情緒，但行動化會隨著次數增加而愈顯激烈，這點必須特別留意。剛開始可能是用紙巾、玩偶或椅墊等來消氣，但隨著次數愈來愈頻繁，同樣的行為就不再有紓解情緒的效果。於是，下一次可能會開始扔擲或砸碎物品，最後發洩憤怒的對象甚至會轉移到人身上。

有些夫妻在吵架時會使用暴力，諮商師通常會勸誡施暴的一方：「絕對不能使用暴力，一定要馬上停止這樣的行為。今天雖然情況不嚴重，但下次吵架時會產生更大的傷害，事情也會愈鬧愈大。」而施暴者如此回答道：「這個道理我很清楚，我也深刻反省過，下定決心不再使用暴力。可是每當火氣湧上來時，

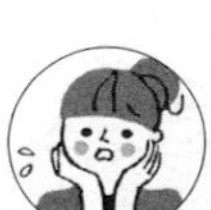

我就會無法控制自己。」對於這番話你是怎麼想的呢？好，現在讓我們換一種情境來思考看看。假設今天在公司發生了一件讓人非常火大的事，到下班時你仍然因此感到十分煩躁。在回家的路上，你持續沉浸在相同的思緒裡，突然被巷子中迎面而來的行人撞了一下。原本心情就已經很差了，所以你站在原地瞪著對方，而對方也直直地盯著你看。可是，對方的身高看起來有一百九十公分以上，身材也非常結實，脖子上有衣服遮掩不住的紋身，眼神也好像充滿了怒氣。此時太陽已經下山，巷子裡黑漆漆的，且當時只有你們兩個人在現場。好，在這種情況下，你仍然會無法控制自己暴躁的情緒嗎？如果答案是肯定的，那麼你可能患有憤怒調節障礙，需要專業醫生的諮詢與藥物治療；倘若平常在家覺得自己無法控制情緒，但在上述的情境中卻會向對方解釋「啊，沒什麼」，然後表現出克制態度的話，代表你不是無法調節情緒，只是覺得在家中沒有克制的必要而已。這是多麼卑劣的行為啊！

「行動化」與「替代」是相伴相生的，在外面對強者時連話都不敢多說一句，但回到家中卻對最應該珍惜的家人暴力相向，只因為他們看起來比自己弱小。不過，大部分的施暴者都不會同意這樣的論述，因為在承認的同時，就要一併承擔起當中的罪惡感。改善「行動化」的第一步，就是要承認自己其實有能力調節情緒，只是沒有努力執行而已。

＊退化

退化（Regression）意指為了從當下面臨的不安與矛盾中脫離，退回到過去的發展階段。例如在弟弟或妹妹出生之後，老大會表現出孩子氣的行為，這就是相當典型的「退化」。孩子為什麼會有這樣的舉動呢？因為他們對父母所給予的愛感到不安。看著一直以來都只愛著自己的父母，開始對另一個人付出關愛，這樣的情景讓他們陷入被剝奪的恐懼裡。也就是說，「退化」行為是他們渴求關愛的一種信號。

大人們也會出現所謂的「退化」行為，且每個人退回的時期各不相同。有些人是回到嬰兒期，有些人退回幼兒期，也有些人是退化為青少年。此外，大人在退化之後，表現出來的行為舉止會和該時期的孩子們相當類似。例如嬰兒時期的代表性行為是「睡覺、哭泣、進食」，某些成人在面臨矛盾或龐大的壓力時，會有睡眠過度的情形，甚至在週末時什麼事也做不了，就只是不停地睡

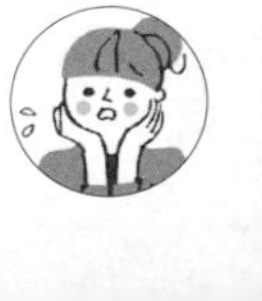

覺。如果是已婚的人，因為有配偶、有小孩，即使想一直睡覺也不可能做到，所以出現睡眠過度的人一般是未婚者。假如在睡眠充足的狀態下，還總是覺得很睏的話，就有可能是「退化」行為的一種。接下來要談的是「哭泣」：一般來說，哭泣是女性經常有的行為，在親密關係中十分常見。每當要提起傷心事時，眼淚就會先一步奪眶而出，導致對方陷入慌張：「又不是該流淚的事，為什麼要哭呢？」其實，當事人也知道事情沒有嚴重到需要流淚，但奇怪的是眼淚無論如何都止不住。最後要談的是「進食」：雖然已經記不清了，但我們一生中最能感受到安全感與幸福的瞬間，就是被媽媽抱在懷裡餵奶的時候。因此，當我們感到不安或疲憊時，就會產生吮舐的欲望，而有些人就會表示自己「想抽菸」。平時不太抽菸的人，在遇到壓力時就突然產生菸癮，與其說他們是因為尼古丁含量不足，倒不如說是因為湧起了吮舐的欲望。

在這麼多防衛機制中，據說出現「退化」行為的人都有類似的成長經驗。有些孩子比同齡的孩子早熟，明明年紀還小，待人處事卻像個大人。或許有些人會覺得他們很厲害，但如果仔細觀察孩子為什麼如此早熟，就會發現其中有些故事讓人心酸。孩子變得特別早熟的情形，很多時候都是因為父母在不自覺中脫口而出的話，致使孩子受到了影響。例如「我是為你而活的，如果沒有你的話，我早就和你爸離婚了」、「孩子啊，你一定要達成媽媽未能實現的夢想」、「因為你是長男（女）啊」等類似的話語。孩子就只是個孩子，而且說這些話的父母，其實也沒有什麼特別的企圖。然而，就孩子的立場來看，珍視的人對自己所賦予的期待，聽起來並不像表面上那麼輕描淡寫。將這些言語內化的孩子，內心一下子就成熟了。而幼時就顯得比他人懂事的孩子，長大後只要內心覺得疲倦，就可能會出現「退化」的行為。

✱虛張聲勢

虛張聲勢（Show Off）意指表現出比實際的自己更加優越的形象。有些人什麼都沒有，也什麼都不會做，卻總是在他人面前大言不慚，像是「這次我真的忍不下去了，不能就這樣置之不理，你們誰都不要攔我」。然而，就算周圍沒有半個人出來阻攔，他們也不會真的採取行動，就只是嘴上說說而已。不懂的事物卻裝懂，不認識的人卻裝熟，這些都是虛張聲勢的代表性事例。

✱被動攻擊

被動攻擊（Passive Aggressive）是指透過間接或被動的抵抗行為，來消化攻擊性的情緒。雖然出現攻擊性的行為，但該行為是間接且被動的，例如在對方提到有趣的事情時刻意不笑、對方講話時不給予回應、收到了指示卻故意延後完成、對周圍的人說三道四、接二連三地遲到等，這些都是代表性的被動攻擊事例。如果向對方進行直接性的反駁，衝擊會太過強大，於是藉由間接的方式表露出自己的不滿。

至今為止所談到的防衛機制，都是人們在心理矛盾的情況下，為了減少傷害而在無意識中採取的行為。這樣的防衛機制，雖然能夠減輕瞬間的心理創傷，卻會因為沒有正視問題，導致癥結依然存在或者惡化。唯有意識到自己不成熟的防衛機制並加以改善，才能有效改變自己具有的性格問題。

結語

因為身邊有人格障礙者而感到煩惱

讀完這本書後，現在是否能稍微理解那位折磨你的人呢？筆者在認識、學習完人格障礙後，在遇到類型相符之人時，雖然一開始仍會感到不快或困惑，但很快就會轉換為同情。有時是因為腦海中浮現人格障礙的發病原因，有時則是看到對方的行動後，想到他在別的場合裡也可能出現類似行為，就覺得對方的生活過得相當不易。

在人格障礙者中，偶爾會有人如此表示：「我和朋友、前職場同事們在相處上沒什麼問題，是這裡的人太奇怪了。」然而，人際交往的模式並不會因為對象或情況的不同而產生差異，朋友們和前職場同事只是在感到不悅或慌亂時，沒有明顯地表現出來，或者是發生在當前職場的問題，還沒有在前公司裡出現過。當問題爆發時，眼下這個人的行為模式，不會因碰到的對象不同而有所改變。因此，如果在面對人格障礙者時，內心倍感焦慮的話，切記對方的行為不是因你而起，只是你恰巧在他身邊才受到了影響。希望你不要因為對方而感到自責，或是不斷消耗自己的精力。倘若能夠熟知各種人格障礙類型的應對方法，在人際關係上必定會有所助益。

假如自己具有人格障礙

從人格障礙的發病原因來看，大部分是來自遺傳或幼年時期的成長環境。如果現在正因人際關係而面臨困境，在仔細探究各種人格障礙的產生原因時，可能會對父母產生怨懟，或者覺得周邊的環境讓自己深受委屈。這樣的想法並沒有錯，但事到如今又能怎麼辦呢？其實，當時的父母也太過年少，可能並不曉得自己的舉動會給孩子帶來如此大的創傷。此外，他們自己或許也受到了父母的影響，本身就存在著很多問題。歸根究柢，人格障礙的產生不一定是誰的過錯，且至少現在的你已掌握自身問題所在，站在可以做出選擇的十字路口。改變性格不是件容易的事，因為必須將自己長久以來的習慣徹底翻新，就像左撇子要改成右撇子需要付出極大的努力一般，修正自己的性格當然也不容小覷。

在過程中不僅需要很多的練習，同時也會經歷無數次的失誤。然而，這樣的努力必定有其價值所在，因為生活會隨著你的習慣而變得不同。不必操之過急，只要一點一滴往好的方向改變即可。有一種定律叫做「海恩里希法則」，又稱為「1:29:300法則」，指的是一場大型災難的發生，來自於二十九次小的災害，而二十九次小的災害，則是起因於三百次微小的事故。用另一個角度來解釋「海恩里希法則」的話，可說一次偉大的成功是基於二十九次成功的經驗，而二十九次成功的經驗，則是來自於三百次小小的實踐。我們要追求的不是在一夕之間突然變好，而是思考自己每天可以做到哪些事，並且不斷地身體力行。如此一來，必定能讓自己逐漸產生改變。

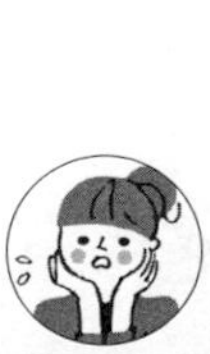

國家圖書館出版品預行編目資料

今天也因為難相處的人而心累：職場霸凌、情感糾葛、親子問題……認識 10 種人格障礙，成熟防衛 & 減輕人際壓力／鄭熙靜（정희정）著；張召儀譯．-- 初版．-- 臺北市：日月文化，2022.03
328 面；14.7*21 公分．--（大好時光；54）
譯自：오늘도 이상한 사람 때문에 힘들었습니다
ISBN 978-626-7089-32-3（平裝）
1.CST：人格障礙症　2.CST：人際關係
415.996　　111000681

大好時光 54

今天也因為難相處的人而心累

職場霸凌、情感糾葛、親子問題……認識 10 種人格障礙，成熟防衛 & 減輕人際壓力

오늘도 이상한 사람 때문에 힘들었습니다

作　　者：鄭熙靜（정희정）
譯　　者：張召儀
主　　編：俞聖柔
校　　對：俞聖柔、張召儀
封面設計：謝捲子
美術設計：LittleWork 編輯設計室

發 行 人：洪祺祥
副總經理：洪偉傑
副總編輯：謝美玲
法律顧問：建大法律事務所
財務顧問：高威會計師事務所
出　　版：日月文化出版股份有限公司
製　　作：大好書屋
地　　址：台北市信義路三段 151 號 8 樓
電　　話：(02)2708-5509　傳　　真：(02)2708-6157
客服信箱：service@heliopolis.com.tw
網　　址：www.heliopolis.com.tw
郵撥帳號：19716071 日月文化出版股份有限公司

總 經 銷：聯合發行股份有限公司
電　　話：(02)2917-8022　傳　　真：(02)2915-7212
印　　刷：禾耕彩色印刷事業有限公司
初　　版：2022 年 03 月
定　　價：350 元
I S B N：978-626-7089-32-3

生命，因閱讀而大好